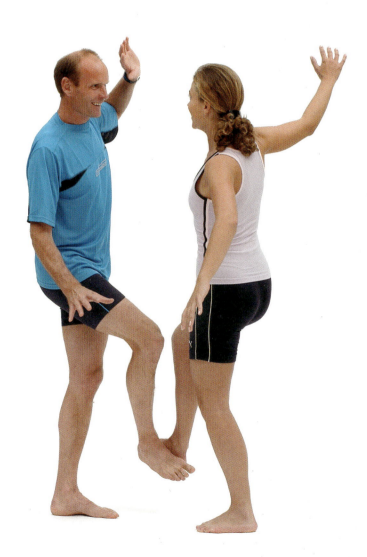

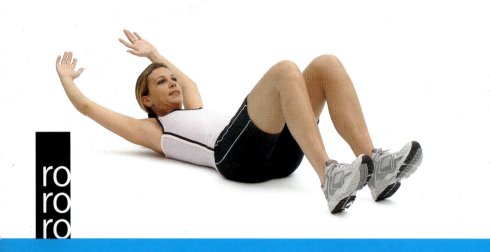

Hans-Dieter Kempf
Frank Schmelcher
Christian Ziegler

# Trainingsbuch Rückenschule

Das bewährte Programm gegen Rückenschmerzen

Rowohlt Taschenbuch Verlag

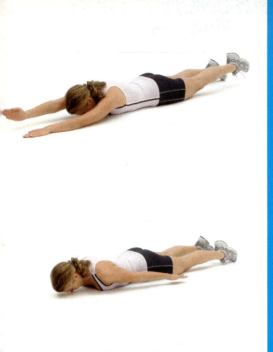

# Inhalt

**Originalausgabe**
Veröffentlicht im
Rowohlt Taschenbuch Verlag,
Reinbek bei Hamburg, Januar 2004
Copyright © 2004 by
Rowohlt Verlag GmbH,
Reinbek bei Hamburg
Redaktion Thorsten Krause
Fotos Horst Lichte
Umschlaggestaltung any.way,
Wiebke Buckow
(Foto: © Horst Lichte)
Reihenlayout Christine Lohmann
Satz Caecilia und Helvetica PostScript
Gesamtherstellung CPI – Clausen & Bosse, Leck
Printed in Germany
ISBN 978 3 499 61618 1

4. Auflage April 2010

Vorwort der Autoren 7

# Rückenschule – sofort! 9
Zur Auswahl der Übungen 11

Darauf sollten Sie beim Üben achten 12

# Das Aufwärmen 15
Übungen für das Warm-up 17

# Die Lernprogramme 23
Lernprogramm Koordination 24

Übungen für die Koordination 26

Lernprogramm Kräftigung 42

Übungen für die Kräftigung 44

Lernprogramm Beweglichkeit 73

Übungen für die Beweglichkeit 74

# Flexibles Training mit Geräten 95
Thera-Band – Fitness-Studio im Hosentaschenformat 96

Übungen mit dem Thera-Band 100

Fitness-Ball – vielseitig verwendbar 132

Übungen mit dem Fitness-Ball 133

# Die Kurzprogramme 147
Kurzprogramm Koordination 148

Kurzprogramm Kräftigung 149

Kurzprogramm Thera-Band 150

Kurzprogramm Fitness-Ball 151

Kurzprogramm Beweglichkeit 152

# Plus: Entspannung 155

# Anhang 158
Literatur 159

Die Autoren 160

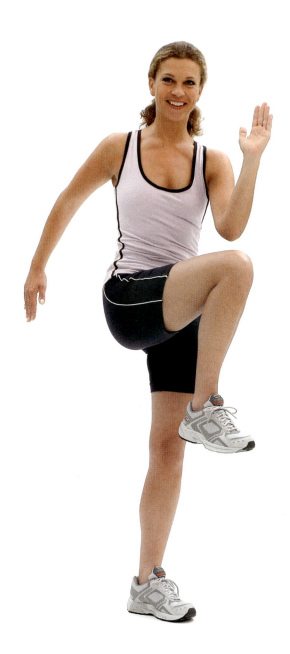

## Vorwort der Autoren

Mit diesem «Trainingsbuch Rückenschule» geben wir Ihnen wirkungsvolle Übungen an die Hand, mit denen Sie Ihre körperliche Leistungsfähigkeit, insbesondere Ihre Kraft, Ihre Beweglichkeit und Ihre Koordination, effektiv steigern können. Vor allem aber sollen Sie mit den Übungen auch Spaß haben, sie sollen Sie motivieren, sodass Sie sie auch im Alltag und in der Freizeit anwenden. Körperliche Fitness und aktives Wohlbefinden sind wichtige Schutzfaktoren, die Ihnen helfen, gesünder zu leben. Durch eine verbesserte körperliche Leistungsfähigkeit gelingt es Ihnen besser, Verhaltensänderungen im Sinne einer Wirbelsäulenentlastung zu erreichen.

Dieses Praxis-Buch soll ein wirkungsvoller Begleiter für Ihre tägliche Gymnastik, Ihre Rückenschule, sein. Einige Übungen sind Ihnen vielleicht schon bekannt. Sie wurden unter funktionellen Aspekten überarbeitet. Daneben stellen wir Ihnen eine Reihe neuer Übungen vor, die erfolgreich in Rehabilitation und Prävention angewendet werden. Hierzu gehören besonders die Übungen aus dem Lernprogramm Kräftigung, die Übungen mit dem Thera-Band und die Übungen mit dem Gymnastikball. Das Übungsgut ist so konzipiert, dass es überall einsetzbar ist.

Wir möchten die Gelegenheit nutzen, allen zu danken, die am Zustandekommen dieses Buches mitgewirkt haben: Jana Ramirez als Model bei den Fotoaufnahmen; den Firmen Thera-Band und Sport-Thieme für die Geräteausstattung, den Firmen Reebok und Puma für die Bekleidung, Herrn Lichte für die exzellenten Aufnahmen sowie Thorsten Krause und «Scotty» Gottwald vom Rowohlt Verlag für die Redaktion und ihre Unterstützung.

Wir hatten viel Freude dabei, das Buch für Sie zusammenzustellen, und hoffen, Sie dadurch motivieren zu können, Ihre persönliche Rückenfitness zu verbessern!

*Hans-Dieter Kempf,*
*Frank Schmelcher,*
*Christian Ziegler*

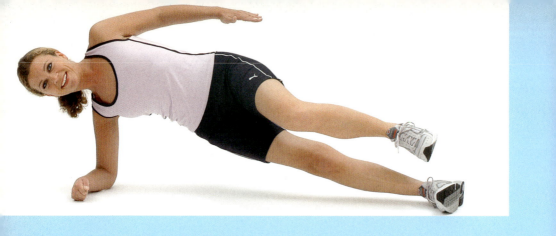

# Rückenschule – sofort!

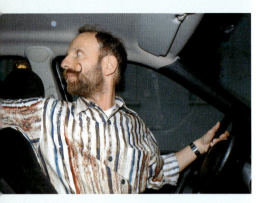

Ausreichende Mobilität des Stütz- und Bewegungssystems

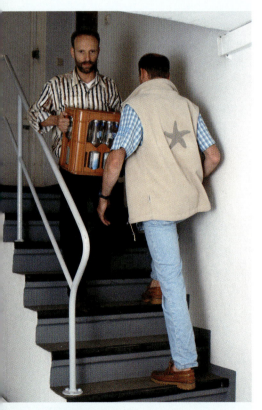

Muskuläre Sicherung des Gesamtorganismus gegen Störfaktoren von außen

Technischer Fortschritt und die Automatisierung haben das Bewegungsverhalten des Menschen entscheidend beeinflusst. Fehlende oder einseitige Bewegung prägen heute unseren Alltag. Die hieraus resultierenden gesundheitlichen Schäden dürfen nicht bagatellisiert werden.

Speziell die Gelenke unseres Stütz- und Bewegungssystems müssen ständig wechselnde Druck-, Scher-, Dreh- und Stauchungskräfte bei hoher Reizeinwirkungsdauer verarbeiten. Nur eine an diese spezifischen Belastungen angepasste Muskulatur ist in der Lage, die Gelenke vor solchen Störfaktoren zu sichern. Voraussetzung für eine optimale Muskelleistung ist neben der Komponente Kraft eine ausreichende Beweglichkeit und das koordinierte Zusammenspiel aller zusammenwirkenden Muskelgruppen.

Es sollte das Ziel jedes Einzelnen sein, durch systematisches Training vorhandene Defizite abzubauen und eine Balance zwischen Leistungsfähigkeit und Leistungsanspruch herzustellen. Nutzen Sie die Chance, mit diesem Buch Eigenverantwortung für Ihre Gesundheit zu übernehmen.

## Zur Auswahl der Übungen

Mit den dargestellten Übungen können Sie mit geringem Aufwand zu Hause, am Arbeitsplatz oder im Urlaub aktiv in Ihre Gesundheitspflege eingreifen. Das vorliegende Übungs- und Trainingsprogramm stellt ein Basistraining für das Stütz- und Bewegungssystem dar. Es verbessert Ihre Koordination, Ihre Kraft, Ihre Kraftausdauer und Ihre Beweglichkeit. Sie können es ideal begleitend zu einem sportartspezifischen Training, z. B. Tennis, Fußball, Golf, Leichtathletik durchführen. Menschen mit hohen körperlichen Beanspruchungen, wie Pflegepersonal oder Maurer, und/oder einseitigen statischen Anforderungen, wie Verkäufer, Berufskraftfahrer oder Bildschirmarbeiter, sollten diese Übungen nutzen, um sich vor extremen Belastungen auf den Stütz- und Bewegungsapparat besser zu schützen.

### So sind die Übungsteile aufgebaut

→ Die **Übungen** sind in den Programmteilen Beweglichkeit, Kräftigung, Übung mit dem Thera-Band und mit dem Fitnessball unter den jeweils schwerpunktmäßig trainierten Muskeln bzw. Muskelgruppen zusammengefasst. Die Übungen in den Programmteilen Aufwärmen, Koordination und Entspannung sind nicht auf bestimmte Muskelgruppen bezogen.

→ Die **Übungsbeschreibungen** beschränken sich auf das Wesentliche, die Ausführungen der Übungen werden durch **Fotos** verdeutlicht.

→ Die **Variationen** erlauben Ihnen, die Übung in einer anderen Ausgangsposition zu beginnen oder den Schwierigkeitsgrad der Übung durch Hebelveränderungen zu steigern.

→ **Ergänzende Übungshinweise** geben Ihnen Zusatzinformationen über zu vermeidende Übungsfehler und spezielle Wirkungen der Übung.

→ «**Muskelmännchen**» zeigen die in der Übung besonders beanspruchte Muskulatur. Führen Sie alle Übungen beidseitig aus.

# Darauf sollten Sie beim Üben achten

→ Üben Sie möglichst **täglich** für 15 Minuten. Wenn Sie zwei- bis dreimal in der Woche üben, dann verlängern Sie die jeweilige Übungszeit auf 20–30 Minuten.
→ Beginnen Sie die Übungen mit einem kurzen **Aufwärmprogramm**.
→ Führen Sie alle Übungen **bewusst und kontrolliert** aus.
→ Führen Sie alle Übungen **beidseitig** aus.
→ Achten Sie immer auf die **richtige Ausgangsstellung**. Beobachten Sie sich auch während des Übens und kontrollieren Sie, ob Sie die Übung noch korrekt ausführen.
→ Wählen Sie die für Sie **individuell richtige Belastung**. Eine Steigerung der Intensität erreichen Sie durch eine Erhöhung der Wiederholungs- und Serienzahl oder durch Übungsvariationen.
→ Achten Sie immer auf eine **gleichmäßige Atmung!** Sie können eine Pressatmung gut vermeiden, indem Sie hörbar ausatmen, beim Üben zählen oder sich beim Üben mit einem Partner oder einer Partnerin unterhalten.
→ **Achtung!** Der Schmerz ist ein Warnsignal Ihres Körpers! Treten beim Üben Beschwerden auf, brechen Sie sofort die Übung ab. Korrigieren Sie sich vor dem Spiegel und studieren Sie nochmals die Übung im Lernprogramm. Sollten weiterhin Schmerzen auftreten, sprechen Sie Ihren Arzt oder Physiotherapeuten daraufhin an.
→ **Achtung!** Falls Sie unter akuten Rückenbeschwerden leiden, suchen Sie bitte einen Arzt auf und besprechen Sie mit ihm das weitere Vorgehen!

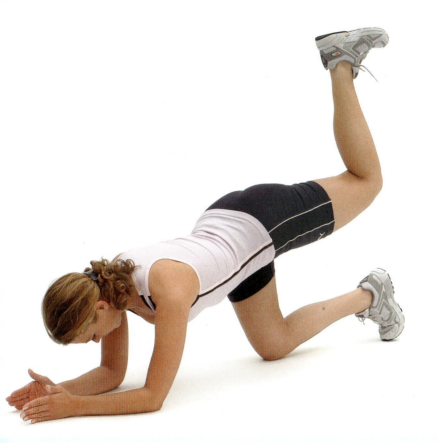

Erstes Kapitel | Rückenschule – sofort!

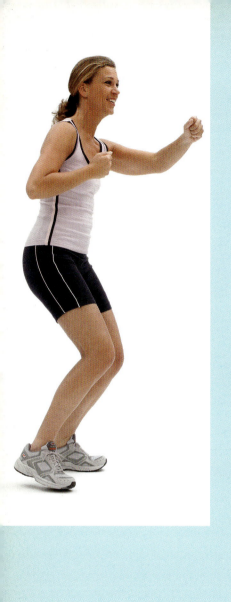

# Das Aufwärmen

Machen Sie vor Beginn der Übungen ein fünf- bis zehnminütiges Aufwärmprogramm (Warm-up). Durch die dosiert gesteigerte körperliche Aktivität kommen Ihr Herz-Kreislauf-System, Ihre Muskulatur und Ihre Gelenke so richtig in Schwung. Sie sorgen damit nicht nur für eine hinreichende Verletzungsprophylaxe Ihres Bewegungssystems, sondern verbessern auch die Leistungsbereitschaft des ganzen Organismus. Insbesondere die Aufwärmübungen mit dem Thera-Band zielen neben einem allgemeinen Aufwärmen auf eine Verbesserung der Koordination und eine Kräftigung der Beinmuskulatur ab. Unterstützen Sie das Aufwärmen durch eine Musik, die Ihnen gefällt.

# Übungen für das Warm-up

### ÜBUNG
- Gehen oder springen Sie auf der Stelle.
- Führen Sie abwechselnd das linke Knie mit dem rechten Ellbogen bzw. das rechte Knie mit dem linken Ellbogen zusammen.

### VARIANTE
- Boxen Sie auf der Stelle. Winkeln Sie Ihr Ellbogengelenk beim «Schlagen» immer leicht an!
- Tänzeln Sie auf der Stelle und variieren Sie das Tempo der Arme.

### ERGÄNZENDER ÜBUNGSHINWEIS
- Halten Sie den Oberkörper aufrecht.
- Gehen oder laufen Sie locker auf der Stelle.
- Machen Sie dazu Armbewegungen, führen Sie z. B. die Arme aus der «U-Halte» nach vorne und nach hinten oder wechselseitig nach oben und unten.
- Seien Sie kreativ und überlegen sich selbst noch einige Armbewegungen.

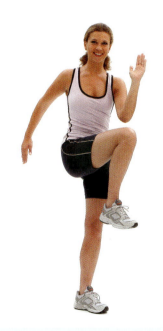

**ÜBUNG**

→ Steigen Sie eine Treppe mehrmals hinauf und hinunter.
→ Laufen Sie die ganze Treppe hinauf (jede Stufe berühren).
→ Laufen Sie die ganze Treppe hinauf und machen Sie auf jeder Stufe einen Beistellschritt.
→ Laufen Sie die ganze Treppe hinauf, machen Sie dazu kräftige Armbewegungen.
→ Laufen Sie die Treppe hinauf und berühren Sie nur jede zweite Stufe. Drücken Sie sich bewusst vom Vorfuß ab.

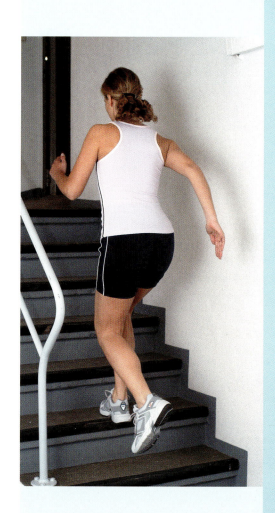

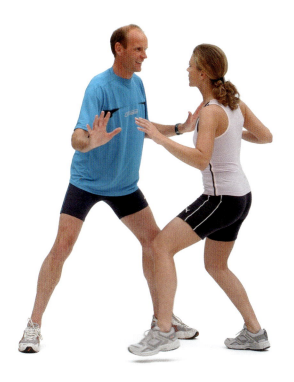

### ÜBUNG
→ Ein Partner möchte in kleinen Schritten rechts oder links an Ihnen vorbeilaufen.
→ Versuchen Sie das zu verhindern, indem Sie sich spiegelbildlich ebenfalls nach rechts und links bewegen.

### VARIATION
→ Sie können das Spiel auch allein machen, indem Sie sich den Partner vorstellen.

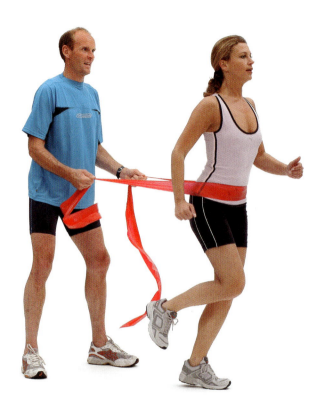

### ÜBUNG
→ Fixieren Sie das Thera-Band in Hüfthöhe zwischen Tür und Türrahmen oder lassen Sie seine Enden von einem Partner festhalten.
→ Legen Sie es um Ihre Hüfte.
→ Gehen oder laufen Sie gegen den Widerstand des Bandes nach vorne und nach hinten.
→ Variieren Sie selbständig Ihre Laufrichtung: Gehen oder laufen Sie rückwärts, seitwärts oder drehen Sie sich in dem Thera-Band.

### MATERIAL
→ Thera-Band (Hinweise dazu auf S. 96 ff.)

**ÜBUNG**

→ Springen Sie mit geschlossenen Füßen nach oben und lassen Sie das Seil unter den Füßen hindurch laufen.
→ Springen Sie einige Male auf einem Bein, wechseln Sie dann zum anderen Bein.
→ Sie können den Grundschwung mit und ohne Zwischenfedern üben.
→ Versuchen Sie locker auf der Stelle zu laufen und dabei jedes Mal das Seil unter einem Bein durchzuschwingen.

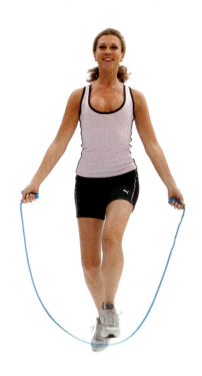

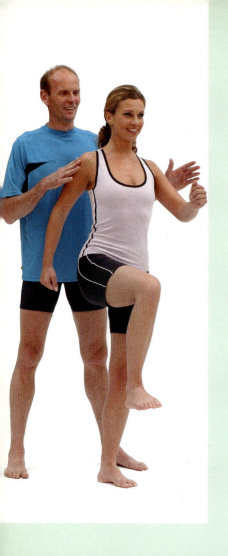

# Die Lern-
# programme

# Lernprogramm Koordination

Koordination ist geprägt durch das Zusammenspiel des Zentralnervensystems mit der Muskulatur. Zur Kontrolle von Bewegung sind in den Gelenken, Bändern und Muskeln so genannte Rezeptoren vorhanden, die dem zentralen Nervensystem als Messfühler für die Lage des Körpers im Raum dienen. So werden auf den Körper eintreffende äußere Störgrößen, z. B. eine Unebenheit im Boden, registriert und unmittelbar an das Zentralnervensystem gemeldet. Hier können sofort Bewegungsprogramme ausgelöst werden, um Muskeln zu aktivieren, die z. B. einen eventuellen Sturz vermeiden helfen. Dieser Mechanismus läuft auf einer unbewussten Ebene ab (propriozeptive Fähigkeit).

Die optimale Verarbeitung von äußeren Störungen durch die Muskulatur zeigt sich in der Kontrollierbarkeit und Stabilität der Gelenkbewegungen, der koordinativen Leistungsfähigkeit. Im Sport ist Koordination zudem wichtig für die technische Ausführung sportartspezifischer Bewegungsabläufe. Es gilt: Je präziser und ökonomischer ein Bewegungsablauf, eine Übung durchgeführt werden kann, desto besser ist die koordinative Leistungsfähigkeit des Übenden. Training unter koordinativen Aspekten kann so den Gesamtorganismus vor schneller Ermüdung bzw. Verletzung schützen und sollte in jedem Alter durchgeführt werden. Durch regelmäßiges Training bis ins hohe Alter bleiben diese Programme aktiv und können ständig verbessert werden.

Zum Training koordinativer Fähigkeiten gilt es geeignete Trainingsmittel, Übungen und Methoden auszuwählen. Die Aneignung neuer Bewegungsmuster, z. B. auch in den Übungen der Rückenschule, unterliegt **motorischen Lernphasen**. In der ersten Phase geht es darum, den Bewegungsablauf zu verinnerlichen. Dies verlangt eine erhöhte Konzentration und die ständige Kontrolle des Ergebnisses. Wenn Sie den Ablauf immer besser beherrschen, ohne sich allzu sehr darauf konzentrieren zu müssen, sind Sie bereits in der zweiten Phase angelangt. Von nun an gilt es den Bewegungsablauf zu automatisieren und durch zusätzliche Aufgaben wieder schwieriger zu gestalten. Koordinationstraining darf keine Schmerzen verursachen und sollte vielseitig und variabel gestaltet werden. Ein praktisches Beispiel:

**ÜBUNG**
→ Stellen Sie sich auf ein Bein, das Knie ist leicht angewinkelt.
→ Schauen Sie nach vorne und konzentrieren Sie sich auf einen Punkt. Versuchen Sie mit Ihrem Standbein möglichst still zu stehen.
→ Bei einem erneuten Versuch schließen Sie die Augen, wenn Sie sich sicher fühlen und still stehen. Spüren Sie, wie Sie auf einem Bein stehen können? Und das, obwohl Ihnen die optische Orientierung fehlt.

Ziel des Lernprogramms Koordination, der Schulung der propriozeptiven Fähigkeiten in der Rückenschule, ist die Stabilisierung der Gelenkfunktionen für eine optimale Haltungsregulation. Ständige Wiederholung führt zur Programmierung einer bewussten Steuerung einer Bewegung im Gehirn. Diese Bewegungsprogrammierung mündet schließlich in eine unbewusste und automatisierte Ausführung von Bewegungsabläufen. Folgende **Voraussetzungen zur Schulung propriozeptiver Fähigkeiten** sollten Sie jedoch beachten:

→ Ihre Gleichgewichtsorgane (Innenohr, visuelles System) sollten intakt sein, sodass die allgemeine Gleichgewichtsfähigkeit gegeben ist.
→ Sie sollten über eine ausreichende muskuläre Stabilisationsfähigkeit der Beine verfügen. Dies ist z. B. nach Operationen oder Verletzungen am Bein nicht gewährleistet.
→ Die Übungen dürfen nur bei absoluter Schmerzfreiheit und nicht im ermüdeten Zustand (nicht nach einem Krafttraining oder nach anstrengender Arbeit) durchgeführt werden.
→ Stehen Sie nicht länger als 30 Sekunden auf einem Bein.
→ Üben Sie «vom Leichten zum Schweren». Beginnen Sie also auf hartem Untergrund und gestalten Sie dann die Unterlage immer labiler (s. Fotos).
→ Denken Sie daran, dass Präzision in der Ausführung und ständige Wiederholung wesentliche Voraussetzungen für ein erfolgreiches Gelingen sind!

## Die Ausgangsposition

Die Füße sind das Fundament des Körpers. Ihnen kommt eine tragende und steuernde Rolle zu. Stimmen die Positionen der Füße nicht, resultiert daraus eine schiefe Haltung: Fußschwächen und Fehlformen führen zu einer Kettenreaktion von funktionellen Veränderungen in weiteren Gelenken bis hin zur Halswirbelsäule. Haltungs- und Bewegungsverbesserung beginnt bei den Füßen!
Stellen Sie sich vor einen Spiegel und heben Sie ein Bein. Das Bein, auf dem Sie stehen, nennt man Standbein; das leicht angehobene Bein nennt man Spielbein. Beobachten Sie Ihr Standbein:

→ Der Fuß wird auf drei Punkten belastet: der Ferse, dem Außenrand und dem Grundgelenk der Großzehe.
→ Die Zehen berühren den Boden.
→ Insgesamt steht der Fuß leicht nach außen gedreht.
→ Die Zehen sind weder eingekrallt noch hochgezogen.
→ Das Knie ist leicht gebeugt, die Kniescheibe zeigt nach vorne.
→ Ihre beiden Beckenhälften befinden sich auf einer Höhe.
→ Die Wirbelsäule nimmt eine aufrechte Haltung ein.

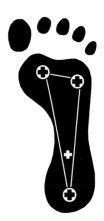

# Übungen für die Koordination

**Statischer Einbeinstand**

### ÜBUNG
→ Gewöhnung an den Einbeinstand: Stellen Sie sich barfuß vor einen Spiegel und nehmen Sie die Ausgangsposition ein. Belasten Sie die drei Punkte des Fußes, ohne die Zehen einzukrallen oder hochzuziehen.
→ Spüren Sie im Einbeinstand, wie die Muskeln zu arbeiten beginnen.
→ Schließen Sie zusätzlich die Augen.

### VARIATIONEN
→ Probieren Sie den Einbeinstand auf verschiedenen Unterlagen aus, z. B.
• auf einer stabilen Unterlage: Fußboden, Buch als Keil;
• auf einer instabilen Unterlage: großes Badetuch (zweifach bis mehrfach zusammengelegt), Matratze, Wackelbrett, Therapiekreisel, Tennisbälle.

### MATERIALIEN
→ Fußboden, Buch, Badetuch, Matratze, Wackelbrett, Therapiekreisel, Tennisbälle u. ä.

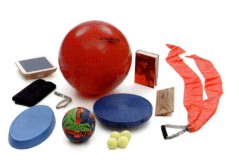
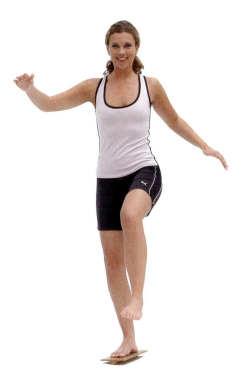

## Dynamischer Einbeinstand

### ÜBUNG

→ Nehmen Sie die Ausgangsposition ein: Belasten Sie die drei Punkte des Fußes (s. S. 26), ohne die Zehen einzukrallen oder hochzuziehen.
→ Halten Sie die Arme mit gebeugten Ellenbogen locker neben dem Rumpf.
→ Bewegen Sie das Spielbein nach vorne und nach hinten. Diese Bewegung geht nur von der Hüfte aus!
→ Bewegen Sie das Spielbein jeweils vor bzw. hinter dem Standbein mehrmals nach links und rechts (schnelle Bewegungsausführung).

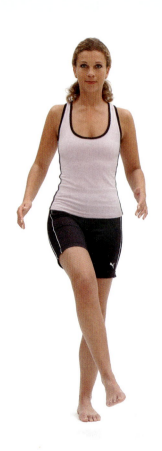

**ÜBUNG**

→ «Kurze Bewegungsaus-
schläge»: Strecken Sie die
Arme vor dem Körper, fassen
Sie Ihre Hände und bewegen
Sie die Arme in kurzen Bewegungsausschlägen nach links
und rechts (schnelle Bewegungsausführung).

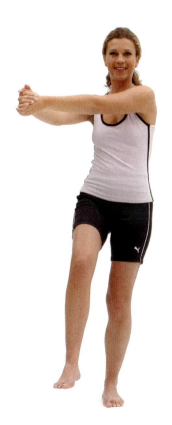

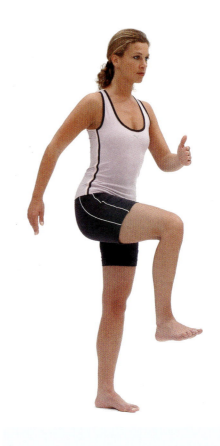

### ÜBUNG

→ «Laufbewegung»: Setzen Sie Ihr Spielbein und die Arme dynamisch ein: Bewegen Sie wie beim Laufen das Spielbein und den gegenseitigen Arm nach vorne, den anderen Arm nach hinten.

**ÜBUNG**
→ Werfen Sie einen Ball nach oben oder gegen die Wand und fangen Sie ihn wieder auf.

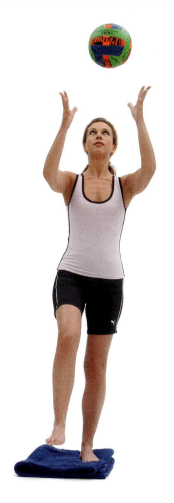

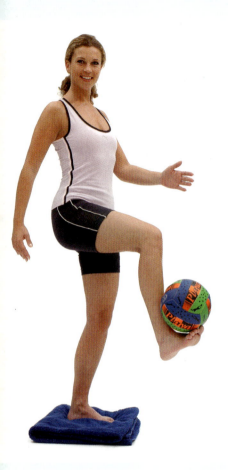

### ÜBUNG

→ Spielen Sie einen Ball mit dem Fuß des Spielbeins mehrmals gegen die Wand.

→ Jonglieren Sie einen Ball auf Ihrem Fuß.

## Koordinationsübungen mit dem Thera-Band

Hinweise zum Thera-Band finden Sie auf S. 96 ff. Stehen Sie bei allen Übungen im Einbeinstand und halten Sie Ihren Rumpf stabil. Das Band sollte in der Ausgangsstellung schon eine leichte Vorspannung haben. Berücksichtigen Sie bei der Ausführung, dass die Abbildungen die jeweilige Endposition darstellen.

### ÜBUNG

→ Führen Sie das Band von oben nach unten neben den Rumpf.
→ In der Endstellung zeigen die Daumen vom Körper weg.

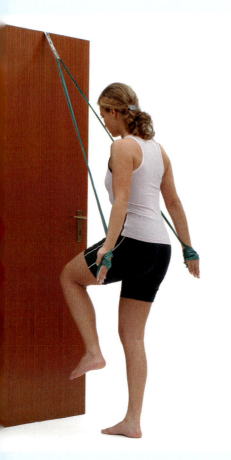

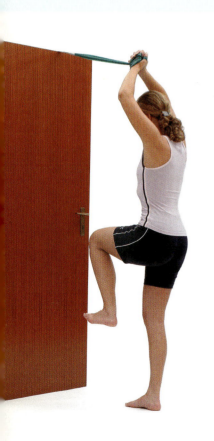

**ÜBUNG**

→ Strecken Sie Ihre Arme und halten Sie das Band über Kopf fest.
→ Bringen Sie Ihre Arme in kleinen Bewegungsausschlägen hinter den Kopf.

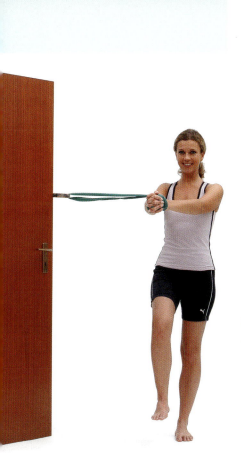

## ÜBUNG

→ Stellen Sie sich seitlich zur Tür und strecken Sie die Arme vor den Körper. Führen Sie nun eine leichte Rotation mit Ihrem Oberkörper durch (von der Tür weg). Oberkörper und Arme bewegen sich als eine Einheit.

## ERGÄNZENDER ÜBUNGSHINWEIS

→ Halten Sie Ihr Becken stabil.

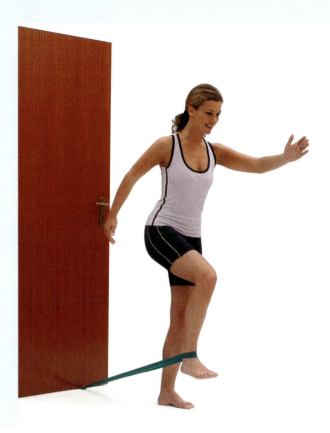

### ÜBUNG

→ Stellen Sie sich rücklings zur Tür. Führen Sie mit Ihrem Spielbein eine Laufbewegung aus, indem Sie Ihr Bein in der Hüfte und im Knie um 90 Grad beugen.

→ Geben Sie anschließend dem Zug des Bandes nach und senken Sie Ihr Bein wieder bis hinter den Rumpf.

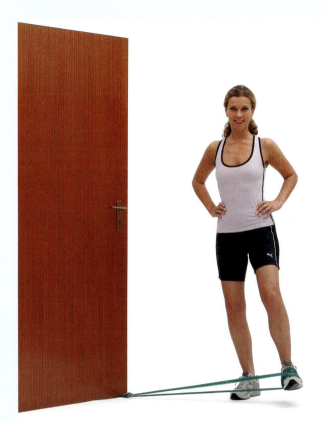

## ÜBUNG

→ Stellen Sie sich seitlich zur Tür. Stellen Sie Ihr Spielbein vor das Standbein.
→ Bewegen Sie Ihr Bein zur Seite und gleichzeitig nach hinten.

## ERGÄNZENDER ÜBUNGSHINWEIS

→ Achten Sie darauf, dass Ihre beiden Beckenhälften sich auf einer Höhe befinden.

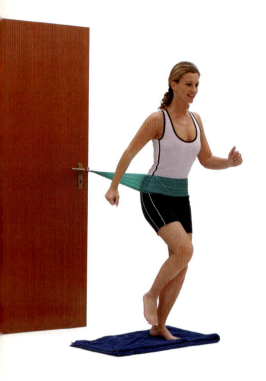

**ÜBUNG**
→ Stellen Sie sich rücklings zur Tür.
→ Laufen Sie auf der Stelle auf einer Matratze oder Decke.

**ERGÄNZENDER ÜBUNGSHINWEIS**
→ Halten Sie den Rumpf stabil.
→ Die Decke darf nicht zu sehr rutschen.

**MATERIAL**
→ Matratze oder Decke

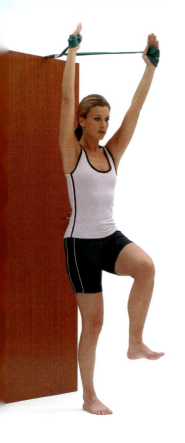

**ÜBUNG**

→ Stellen Sie sich rücklings zur Tür. Halten Sie mit beiden Händen das Band über dem Kopf.
→ «Zwiebelhacken»: Führen Sie Ihre Arme in kleinen Bewegungsausschlägen nach vorne.
→ Führen Sie die Bewegung abwechselnd mit jeder Hand durch.

**Partnerübungen zur Koordination**

**ÜBUNG**
→ Stellen Sie sich in den Einbeinstand. Ihr Partner steht hinter Ihnen.
→ Durch leichten Druck oder kleine Stöße an unterschiedlichen Stellen Ihres Körpers versucht er Sie aus dem Gleichgewicht zu bringen.

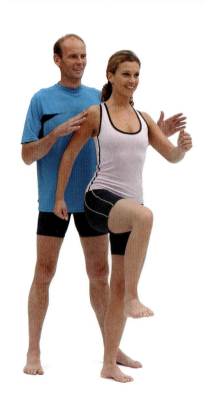

**ÜBUNG**

→ Stellen Sie sich in den Einbeinstand. Ihr Partner steht Ihnen im Einbeinstand gegenüber.
→ Sie berühren sich mit Ihren Füßen und fechten einen «Fußringkampf» aus.

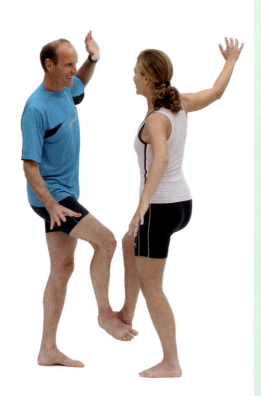

# Lernprogramm Kräftigung

Die Kräftigung der das Gelenk umfassenden Muskulatur führt zu einer verbesserten Stabilisation einzelner Gelenke und ganzer Körperabschnitte. Auch die Haltung kann letztlich positiv beeinflusst werden.

Die im Lernprogramm Kräftigung vorgestellten Übungen können Sie statisch und dynamisch durchführen. Eine **statische Übungsausführung** können Sie sehr gut kontrollieren, sie ist meist einfacher durchzuführen. Dabei wird eine bestimmte Position für etwa 10–30 Sekunden gehalten. Es dürfen keine Ausweichbewegungen auftreten. Das gilt besonders für die Übungen, bei denen Sie mit dem eigenen Körpergewicht arbeiten. Sollte Ihnen eine Übungsausführung zu schwer sein, führen Sie die leichtere Variante durch oder verringern Sie, wenn das nicht möglich ist, die Haltedauer. Die **dynamische Übungsausführung** fördert auch die Koordination und geht mit einer besseren Durchblutung der Muskulatur einher. Zur Verbesserung der Kraftausdauer wiederholen Sie die dynamischen Übungen etwa 15–30-mal, wobei die Belastungszeit länger als 20 Sekunden andauern sollte. Versuchen Sie hier durch Ausprobieren eine Übungsausführung oder einen Widerstand zu finden, bei dem die Wiederholungen ohne Ausweichbewegungen möglich sind. Wollen Sie den Muskelzuwachs fördern, so suchen Sie sich eine Intensität, bei der 8–15 Wiederholungen gerade möglich sind.

Beginnen Sie zunächst mit der statischen Durchführung der Übungen, um bestimmte Ausgangsstellungen zu verinnerlichen. Letztlich empfehlen wir Ihnen eine Kombination aus beiden Formen, um eine optimale muskuläre Sicherung der Wirbelsäule unter den Bedingungen des Alltags und des Sports zu gewährleisten.

Durch intensives Krafttraining, vor allem in Verbindung mit der unerwünschten Pressatmung (Unterbrechung des Atemrhythmus beim Krafteinsatz), kommt es zu einer starken Blutdruckerhöhung. Falls Sie unter erhöhtem **Blutdruck** leiden, kontrollieren Sie ihn vor dem Übungsbeginn. Machen Sie eine Kontrolle auch nach der Übung. Sollte der untere Wert die 100 mm Hg

(z. B. 140/100) regelmäßig überschreiten, besprechen Sie vor Aufnahme des Trainings das weitere Vorgehen mit Ihrem Arzt.
Bauen Sie Ihr Trainingsprogramm behutsam auf. Damit gewöhnen Sie Ihren Körper schrittweise an die Belastungen. Nutzen Sie die ersten Wochen zur Gewöhnung, indem Sie mit geringerer Intensität und höheren Wiederholungszahlen üben. Dadurch schulen Sie zusätzlich den korrekten Bewegungsablauf, Sie verbessern Ihre Wahrnehmung, und Sie beugen einer Überbeanspruchung vor.
Der Schwerpunkt der Funktionsgymnastik liegt in der exakten neuromuskulären Ansteuerung von Körperpositionen, die isometrisch bzw. dynamisch gehalten werden.

# Übungen für die Kräftigung

**Gerade Bauchmuskulatur**

### ÜBUNG
- → Stemmen Sie die Fersen in den Boden.
- → Fixieren Sie Ihre Halswirbelsäule, indem Sie ein «Doppelkinn» machen.
- → «Crunch»: Heben Sie die Schultern mit fixiertem Nacken minimal von der Unterlage ab.

### VARIATION
- → Intensivierung: Vergrößern Sie den Hebel, indem Sie die Hände unter den Kopf legen oder die Arme weiter nach oben nehmen.

### ERGÄNZENDE ÜBUNGSHINWEISE
- → Wenn Sie Probleme haben, Ihren Kopf zu heben, so unterstützen Sie ihn durch Ihre Hände.
- → Halten Sie den Kopf in Verlängerung der Wirbelsäule.
- → Die oberen Anteile der Bauchmuskulatur trainieren Sie intensiver, wenn Sie Ihren Oberkörper «Wirbel für Wirbel» nach oben rollen.

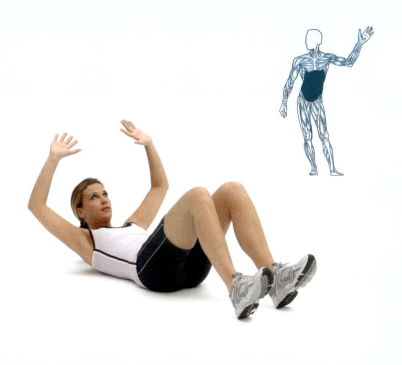

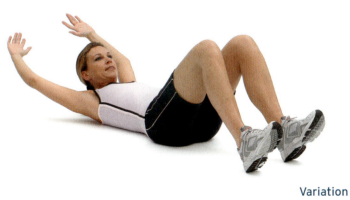

**Variation**

**Kräftigung
der Bauchmuskulatur**

### ÜBUNG
→ Drücken Sie Ihre nach außen gedrehten Arme (Handinnenflächen vorne oder oben) in die Unterlage.
→ Schieben Sie die Knie minimal nach oben in Richtung Decke, sodass Ihr Becken leicht abhebt.

### VARIATIONEN
→ Heben Sie Ihr Becken von der Unterlage ab und schieben Sie die Beine wechselweise nach vorne oder nach oben.
→ Partnerübung: Umfassen Sie die Fußgelenke eines Partners und heben Sie Ihr Becken mit gestreckten Beinen von der Unterlage ab.

### ERGÄNZENDE ÜBUNGSHINWEISE
→ Sie können sich für die Variationen auch an einer Heizung oder einem schweren Tisch fixieren.
→ Sie trainieren mit dieser Übung besonders die unteren Anteile der Bauchmuskulatur.

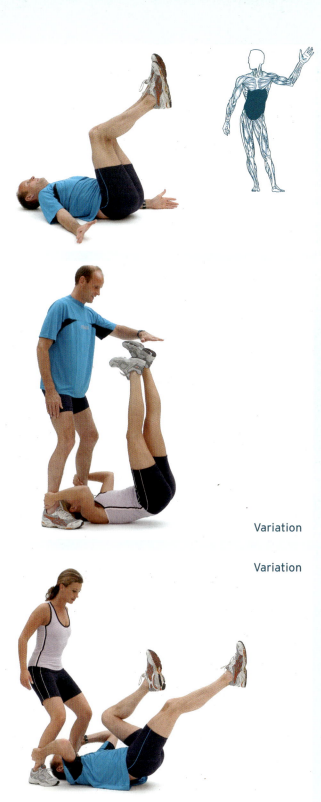

Variation

Variation

# Kräftigung der Bauchmuskulatur

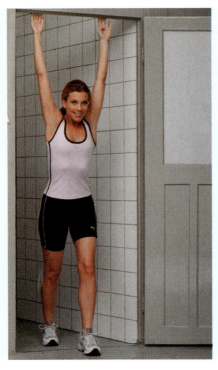

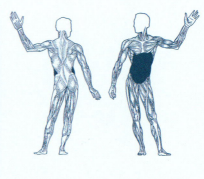

## ÜBUNG
→ Stellen Sie sich in Schrittstellung in einen Türrahmen.
→ Bewegen Sie Ihren Körper nach vorne und kippen Sie gleichzeitig Ihr Becken nach vorne.
→ Drücken Sie mit Ihren Händen den Körper zurück in die Ausgangsstellung und richten Sie dabei bewusst Ihr Becken auf (nach hinten kippen).

## VARIATION
→ Fixieren Sie die Arme seitlich am Türrahmen.

## ERGÄNZENDE ÜBUNGSHINWEISE
→ Stabilisieren Sie Arme und Schultern.
→ Durch die Ausgangsstellung im Stand trainieren Sie die Bauchmuskulatur entsprechend ihrer alltäglichen Funktion.

**Kräftigung
der Rückenmuskulatur**

### ÜBUNG
→ Heben Sie den rechten Arm und das linke Bein um einen Zentimeter vom Boden ab und drücken Sie gleichzeitig den linken Arm und das rechte Bein gegen die Unterlage (diagonales Arm-Bein-Heben).
→ Sie können den Kopf mit der Stirn aufliegen lassen oder leicht abheben.

### VARIATION
→ Intensivierung als Partnerübung: Der Partner gibt Widerstände an den abgehobenen Extremitäten.

### ERGÄNZENDE ÜBUNGSHINWEISE
→ Heben Sie den Arm und das Bein nur leicht an.
→ Halten Sie den Kopf in Verlängerung der Wirbelsäule.

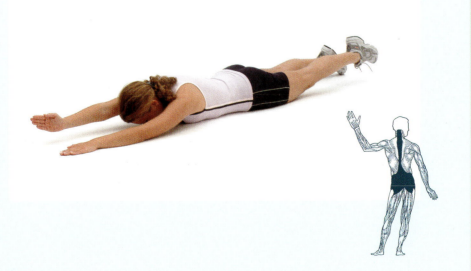

**Kräftigung
der Rückenmuskulatur**

### ÜBUNG

→ Spannen Sie Po- und Bauchmuskulatur an und drücken Sie die Hände gegen die Unterlage.

→ Erhöhen Sie schrittweise die Intensität: Zunächst heben Sie den Oberkörper leicht ab. Als Nächstes heben Sie die Arme mit an. Nehmen Sie dann die Arme in «U-Halte» (Ellenbogen in Höhe des Ohres) neben den Kopf oder strecken Sie die Arme in «V-Halte» weiter nach oben.

### ERGÄNZENDER ÜBUNGSHINWEIS

→ Ziehen Sie zusätzlich ihre Schulterblätter nach hinten unten zusammen, um noch mehr Spannung in der oberflächlichen Rückenmuskulatur zu erhalten.

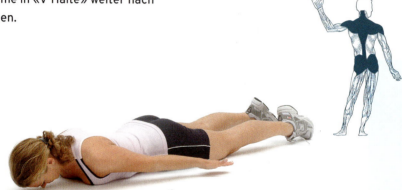

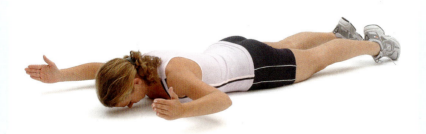

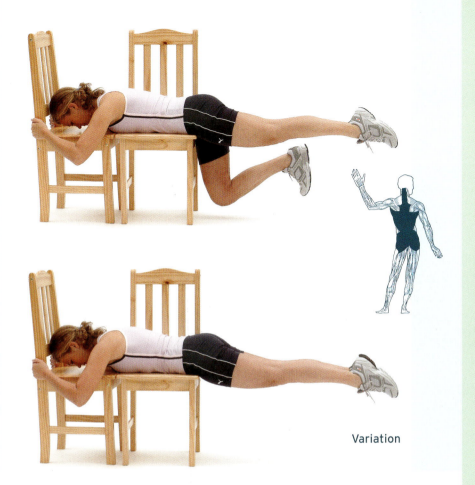

Variation

**Kräftigung der Rückenmuskulatur**

## ÜBUNG
→ Ziehen Sie den vorderen Stuhl an sich heran und strecken Sie Ihre Brustwirbelsäule.
→ Ziehen Sie das rechte Bein heran und strecken Sie das linke Bein nach hinten-oben bis in die Waagerechte.

## VARIATION
→ Heben Sie beide Beine bis höchstens in die Waagerechte an.

## ERGÄNZENDE ÜBUNGSHINWEISE
→ Halten Sie während der gesamten Übung die Spannung der Arme.
→ Halten Sie Ihren Kopf in Verlängerung der Wirbelsäule.

**Kräftigung
der Rückenmuskulatur**

**ÜBUNG**
→ Heben Sie aus dem Fersensitz Ihr Gesäß etwas nach oben.
→ Richten Sie Ihren Oberkörper bis zur Waagerechten auf.
→ Schieben Sie wechselseitig einen Arm nach vorne und den anderen Arm nach hinten.

**VARIATIONEN**
→ Halten Sie Ihre Arme in «U-Halte», heben Sie Ihren Oberkörper bis zur Waagerechten an und senken Sie ihn wieder.
→ Drehen Sie Ihren Oberkörper nach rechts und nach links.

**ERGÄNZENDER ÜBUNGSHINWEIS**
→ Achten Sie auf die gestreckte Haltung der Wirbelsäule.

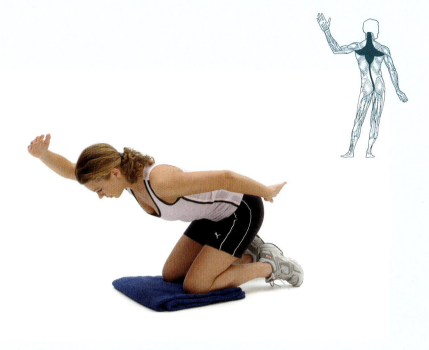

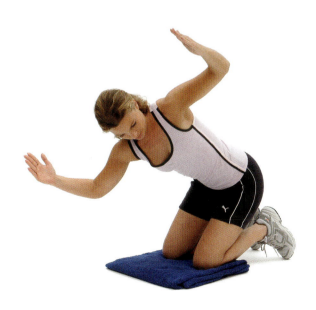

Variation

**Kräftigung
der Gesäßmuskulatur**

### ÜBUNG

→ Spannen Sie im Unterarmstütz Ihre Rumpfmuskulatur an und halten Sie den Rücken gerade.
→ Führen Sie das um 90 Grad gebeugte linke Bein nach oben, bis Oberschenkel und Rücken eine Linie bilden.
→ Senken und heben Sie das Bein.
→ Variieren Sie die Bewegungsamplitude und die Ausführungsgeschwindigkeit.

### ERGÄNZENDE ÜBUNGSHINWEISE

→ In der Ausgangsstellung stehen die Knie ca. 10 cm hinter den Hüftgelenken.
→ Halten Sie Ihr Becken waagerecht und Ihre Wirbelsäule gerade.
→ Halten Sie Ihre Lendenwirbelsäule durch etwas Bauchspannung stabil.

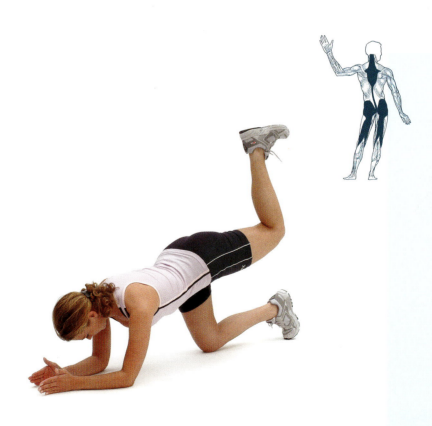

**Kräftigung der Gesäßmuskulatur**

### ÜBUNG
- «Brücke»: Drücken Sie in Rückenlage die nach außen gedrehten Arme in den Boden.
- Heben Sie das Becken nach oben, bis der Oberkörper und die Oberschenkel eine Linie bilden. Spannen Sie Ihre Gesäßmuskeln an, indem Sie in Gedanken beim Anheben zusätzlich Ihre beiden Sitzbeinhöcker zueinander bringen.
- Heben und senken Sie das Becken im Wechsel.

### VARIATIONEN
- Intensivierung: Ziehen Sie zusätzlich die Zehen nach oben.
- Ziehen Sie in der Ausgangsstellung das linke Bein so zu sich heran, dass im Hüftgelenk ein rechter Winkel entsteht. Heben und senken Sie das Becken.

### ERGÄNZENDE ÜBUNGSHINWEISE
- In der Ausgangsstellung ist das Becken leicht vom Boden angehoben.
- Führen Sie auch in der Endstellung kleine und schnelle Bewegungen durch.

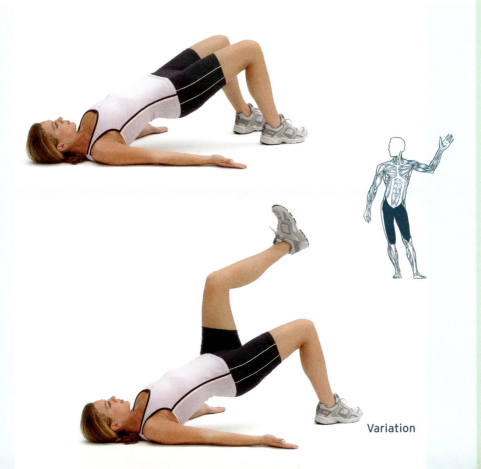

Variation

**Kräftigung der Brust-, Arm- und Schultermuskulatur**

## ÜBUNG

→ Drücken Sie im Vierfüßlerstand die überkreuzten Füße gegeneinander.
→ Spannen Sie Ihre Bauchmuskulatur an (Rumpf stabilisieren).
→ Beugen und strecken Sie Ihre Arme im Wechsel (Gesundheitsliegestütz).

## VARIATION

→ Intensivierung: Strecken Sie den ganzen Körper – nur die Hände und die Füße haben Bodenkontakt (klassischer Liegestütz).

## ERGÄNZENDE ÜBUNGSHINWEISE

→ Halten Sie während der Bewegung Ihren Körper durch ausreichende Bauchspannung stabil.
→ Das Gegeneinanderdrücken der Füße im Vierfüßlerstand bewirkt durch die Aktivierung der Hüftmuskulatur eine Stabilisation des Beckens und der unteren Wirbelsäule.

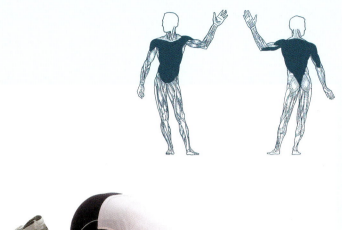

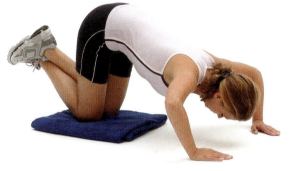

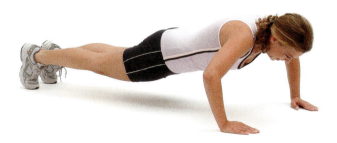

Variation

**Kräftigung der Arm- und Schultermuskulatur**

## ÜBUNG

→ Zwei Stühle stehen im Abstand von ca. 60 cm nebeneinander. Stützen Sie sich mit gestreckten Armen auf die Stuhlflächen.
→ «Dip»: Heben und senken Sie den Körper zwischen den Armen, wobei Sie einige Sekunden in der gehobenen Position verharren. Ihre Arme bleiben leicht gebeugt.

## VARIATIONEN

→ Ziehen Sie Ihre Schulterblätter nach hinten unten und spannen Sie Ihre Bauchmuskulatur an. Beugen und strecken Sie Ihre Arme.
→ Intensivierung: Lassen Sie Ihre Beine gestreckt.

## ERGÄNZENDE ÜBUNGSHINWEISE

→ Grundübung: Achten Sie darauf, dass Sie den Schulterbereich stabilisieren, d. h., ziehen Sie Ihre Schulterblätter zur Wirbelsäule.
→ Halten Sie die Rumpfspannung und schieben Sie Ihr Brustbein nach vorne.
→ Je weniger Gewicht Sie über die Beine abfangen, desto intensiver gestalten Sie die Übung.

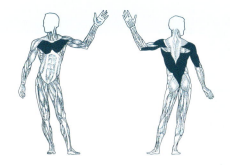

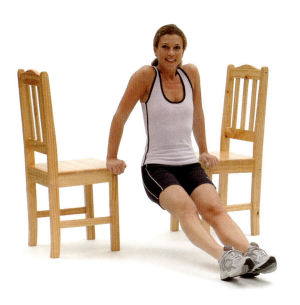

Drittes Kapitel | Die Lernprogramme

**Kräftigung der seitlichen Rumpfmuskulatur**

### ÜBUNG
→ Stützen Sie sich auf dem rechten Unterarm ab. Der Ellbogen befindet sich dabei unter dem Schultergelenk.
→ «Seitstütz»: Heben Sie Ihr Becken, bis Ihr Körper vom Kopf bis zu den Knien eine Linie bildet.

### VARIATIONEN
→ Intensivierung: Heben Sie das obere Bein an.
→ Intensivierung: Verlängern Sie den Hebel – strecken Sie beide Beine, das obere Bein liegt vor dem unteren Bein. Heben und senken Sie das Becken.
→ Dynamische Ausführung: Führen Sie im Seitstütz mit dem oberen Bein und dem oberen Arm eine Laufbewegung durch. Schwingt das Bein nach vorne, führen Sie den Arm nach hinten und umgekehrt. Sie können die dynamische Variante auch in der leichteren Ausgangsstellung durchführen.

### ERGÄNZENDE ÜBUNGSHINWEISE
→ Halten Sie das Becken und den Schultergürtel in einer Ebene.
→ Erleichterung: Benutzen Sie die Hand des oberen Armes beim Anheben des Beckens vor dem Körper als Stütze.

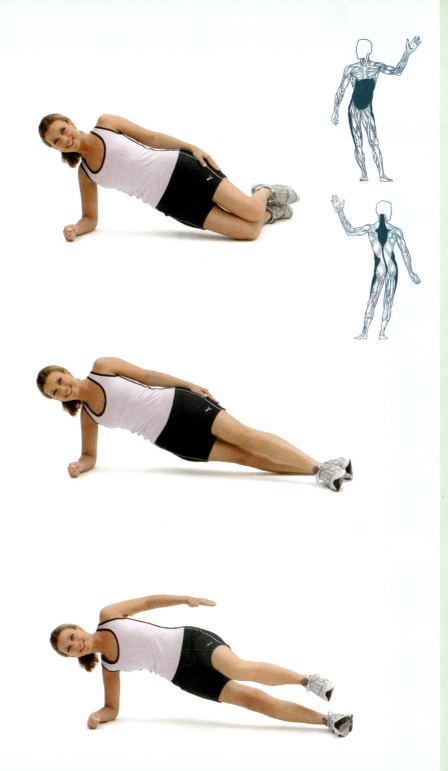

**Kräftigung der seitlichen Rumpfmuskulatur**

## ÜBUNG
→ Legen Sie sich auf die Seite, das untere Bein ist angewinkelt, das oben liegende Bein wird von einem Partner fixiert.
→ Verschränken Sie die Arme vor dem Brustkorb.
→ Heben Sie den Oberkörper vom Boden ab.

## ERGÄNZENDE ÜBUNGSHINWEISE
→ Achten Sie darauf, dass Sie das Becken stabil halten.
→ Sie können die Beine auch unter einem stabilen Schrank oder Bett fixieren.

## VARIATIONEN
→ Stützen Sie den Kopf auf Ihrem Unterarm ab.
→ Intensivierung: Verlängern Sie den Hebel, indem Sie die Arme nach oben strecken.

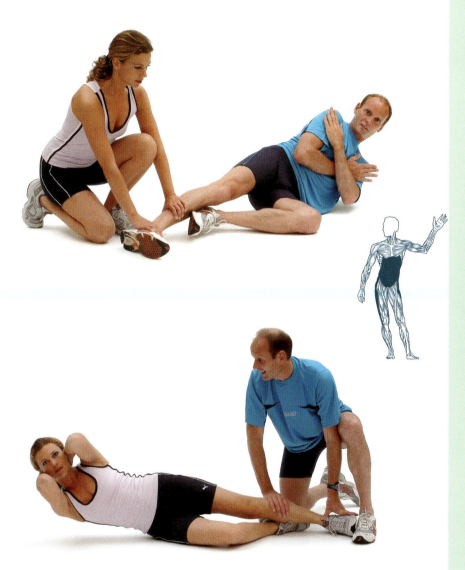

Variation

63

## Ganzkörperkräftigung

### ÜBUNG
→ Legen Sie Ihre Unterarme auf Schulterhöhe flach auf den Boden.
→ Spannen Sie Ihre Rumpfmuskulatur an. Halten Sie Ihren Rücken gerade und den Kopf in Verlängerung der Wirbelsäule.
→ «Unterarmstütz»: Heben Sie nun Ihre Knie um einige Zentimeter vom Boden ab.

### VARIATION
→ Intensivierung: Heben Sie einen Fuß leicht an oder gehen Sie auf der Stelle. Zusätzlich können Sie den gegenüber liegenden Arm ebenfalls leicht anheben.

### ERGÄNZENDE ÜBUNGSHINWEISE
→ Die Knie stehen in der Ausgangsstellung ca. 10 cm hinter den Hüftgelenken.
→ Stabilisieren Sie den gesamten Körper, um eine Erhöhung der muskulären Spannungslage zu erreichen.
→ Intensivierung: Vergrößern Sie den Abstand zwischen den Unterarmen und den Knien. Voraussetzung ist hier eine ausreichende muskuläre Bauch- und Rumpfspannung.
→ Das Abheben eines Beines bewirkt eine zusätzliche Aktivierung der Rumpfmuskulatur, die dem einseitigen Absinken des Beckens entgegenwirken muss.

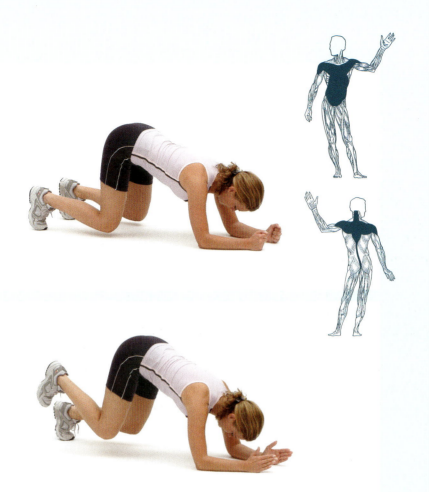

Variation

**Ganzkörperkräftigung**

## ÜBUNG

→ Beugen Sie im Vierfüßlerstand leicht die Ellbogen. Die Knie sind hüftbreit geöffnet. Halten Sie die Wirbelsäule gerade!

→ Heben Sie die Knie eine Handbreit vom Boden ab.

→ Schieben Sie Ihre beiden Hände in verschiedene Richtungen, ohne dass eine sichtbare Bewegung stattfindet: nach vorn, nach hinten, nach innen und nach außen.

→ Kombinieren Sie das Schieben der Hände mit dem der Füße. Die Hände schieben nach hinten und die Füße nach vorn bzw. umgekehrt.

## VARIATION

→ Heben Sie eine Hand und den diagonal gegenüber liegenden Fuß vom Boden ab.

## ERGÄNZENDE ÜBUNGSHINWEISE

→ Stabilisieren Sie während der Übungsausführung den Rumpf.

→ Halten Sie den Oberkörper konstant auf einer Höhe.

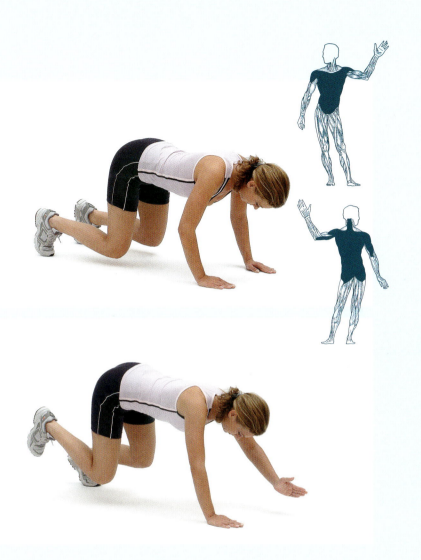

**Ganzkörperkräftigung
mit Partner**

### ÜBUNG
→ Berühren Sie mit aneinander liegenden Händen den Handrücken Ihres Partners.
→ Spannen Sie Ihre Rumpfmuskulatur leicht an und drücken Sie die Handrücken gegeneinander.
→ Halten Sie Rumpf und Becken trotz des entstehenden Drehmoments in der ursprünglichen Ausgangsposition.

### VARIATIONEN
→ Legen Sie die gefalteten Hände übereinander, drücken Sie die Hände gegeneinander und halten Sie diese Position.
→ Stellen Sie sich vor den Partner und halten Sie Ihre Arme in «U-Halte». Ihr Partner drückt einen Ellbogen nach vorne und zieht gleichzeitig den anderen Ellbogen nach hinten.
→ Sie stehen sich gegenüber. Versuchen Sie die Arme gegen den leichten Widerstand des Partners nach unten zu drücken.

### ERGÄNZENDE ÜBUNGSHINWEISE
→ Halten Sie in der Ausgangsstellung die Knie leicht gebeugt und die Wirbelsäule gerade.
→ Versuchen Sie, die Übungen auch im schnellen Richtungswechsel durchzuführen.
→ Unterschiedlicher Druck der Hände verändert die Körperspannung. Der Druck sollte immer nur so stark sein, dass Sie das Becken ohne Ausweichbewegungen noch stabilisieren können.

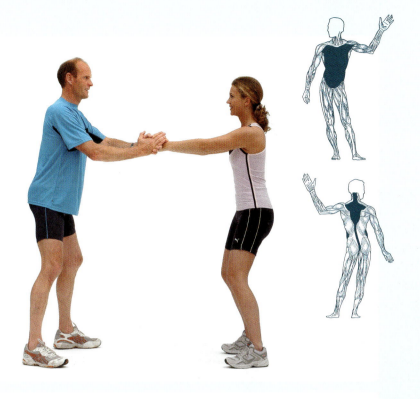

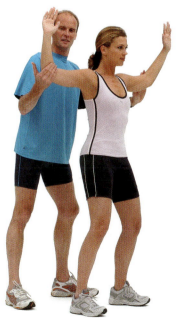

Variation

**Ganzkörperkräftigung**

### ÜBUNG

→ Legen Sie einen Unterarm von innen, den anderen Unterarm von außen gegen den Türrahmen.
→ «Türdrücken»: Drücken Sie mit dem einen Unterarm und ziehen Sie mit dem anderen Unterarm gegen den Rahmen. Halten Sie Ihren Körper in der ursprünglichen Ausgangsposition.
→ Wechseln Sie dann die Armposition.

### VARIATIONEN

→ Halten Sie in der Ausgangsposition die Knie leicht gebeugt und die Wirbelsäule gerade.
→ Der Druck sollte immer nur so stark sein, dass Sie das Becken und den Rumpf noch stabilisieren können und keine Ausweichbewegungen stattfinden.

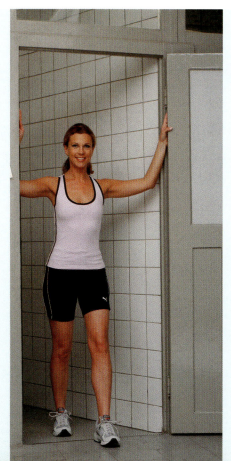
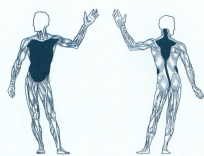

**Stabilisation des Beckens**

### ÜBUNG
→ Heben Sie ein Bein so weit an, dass ein nahezu rechter Winkel im Hüftgelenk entsteht.
→ Legen Sie die Außenseite des Knies, des Unterschenkels und des Fußes an den Türrahmen.
→ Drücken Sie mit der Außenseite des gebeugten Beins gegen den Türrahmen.

### VARIATION
→ Führen Sie die Übung mit einem Partner aus.

### ERGÄNZENDE ÜBUNGSHINWEISE
→ Erleichterung: Halten Sie sich am Türrahmen fest.
→ Halten Sie das Becken stabil.
→ Halten Sie in der Endposition die Hüfte des Standbeins gestreckt.

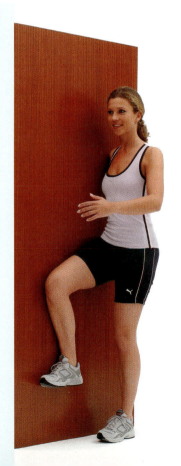
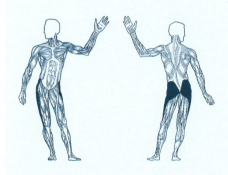

**Ganzkörperstabilisation
(Aufsteigerübung)**

### ÜBUNG
→ Stellen Sie sich in einen Türrahmen. Das Standbein ist 1,5 Fußlängen vom Türrahmen entfernt.
→ Greifen Sie mit beiden Händen in Höhe des Kopfes an den Rahmen.
→ Drücken Sie mit Ihren Händen gegen den Rahmen und ziehen Sie die Arme leicht nach unten-hinten, bis Sie eine Muskelspannung im Rumpf spüren.
→ Führen Sie das hintere Bein nach vorne, seitlich am Türrahmen vorbei und gehen Sie mit dem Standbein in den Zehenstand.
→ Führen Sie nach einigen Sekunden das Spielbein zurück in die Ausgangsstellung und wiederholen Sie die Bewegung einige Male.
→ Wechseln Sie das Bein.

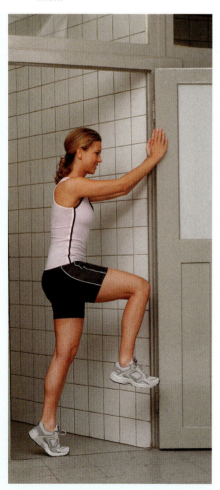

### ERGÄNZENDE ÜBUNGSHINWEISE
→ Diese Übung verbindet Stabilität des Rumpfes und Dynamik der Beine.
→ Versuchen Sie, den Rumpf während der gesamten Übungsausführung aufrecht zu halten.
→ Die Arme bewegen sich nicht.

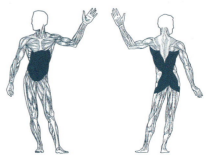

# Lernprogramm Beweglichkeit

Der Alltag stellt kaum noch Anforderungen an die Beweglichkeit, was zur Folge hat, dass wir unsere Gelenke meist nur noch in einem mittleren Bewegungsabschnitt benutzen. Unbenutzte Bewegungsabschnitte «rosten» im wahrsten Sinne des Wortes ein. Die Gelenkkapsel, die stabilisierenden Bandstrukturen und auch die das Gelenk bewegende Muskulatur passen sich an, was zu einer allgemeinen Bewegungsreduzierung führt. Weiterhin verliert der Körper durch altersbedingte Prozesse an Elastizität. Die Wasserbindungsfähigkeit nimmt im Laufe der Jahre ab. Dies führt dazu, dass die allgemeine Gelenk- und Wirbelsäulenbeweglichkeit geringer wird.

Ein bewegungseingeschränktes Gelenk wird nicht mehr über seine gesamte Knorpelfläche bewegt und gerät in Endpositionen auch schnell unter Druck. Dieses Nichtausnutzen möglicher Beweglichkeit kann zu frühzeitiger Abnutzung der Knorpelstrukturen führen. Die dann entstandene **Arthrose** führt wiederum zu neuen Bewegungseinschränkungen. Es entsteht ein Teufelskreis, dem man durch Beweglichkeitsübungen entgegenwirken kann. Auch die Schmerzen, die bei der Arthrose entstehen, haben mit der veränderten Beweglichkeit zu tun. Ein arthritisches Gelenk bewegt sich anders als ein gesundes. Die Gelenke erreichen ihre Endposition zu früh, und die Bindegewebsstrukturen, wie Kapseln und Bänder, werden übermäßig belastet und gedehnt. Es ist vor allem dieser Vorgang, der bei der Arthrose den Schmerz auslöst, da das Knorpelgewebe als solches nicht mit Nervenfasern versehen und daher schmerzunempfindlich ist.

Beweglichkeitsübungen helfen das Zusammenspiel der Gelenke zu verbessern. Die Unbeweglichkeit einzelner Gelenke führt zu Kompensationsreaktionen in anderen, meist angrenzenden Körperabschnitten. So ist z. B. die Brustwirbelsäule als mittlerer Wirbelsäulenabschnitt mit den Bewegungen der Halswirbelsäule, der Lendenwirbelsäule und auch der Schultergelenke gekoppelt. Deswegen sollten bei Problemen in diesen Körperbereichen auch immer mobilisierende Übungen für die Brustwirbelsäule durchgeführt werden.

Die im Lernprogramm Beweglichkeit aufgeführten Übungen verbessern sowohl die Elastizität der Muskulatur als auch das Bewegungsausmaß der Gelenke. Bei den statischen Übungen halten Sie die Position über einen Zeitraum von 20–30 Sekunden.

## Übungen für die Beweglichkeit

### Dehnung der Wadenmuskulatur

**ÜBUNG**
- → Beugen Sie in Schrittstellung das hintere Knie so weit, wie es ohne Anheben der Ferse möglich ist (eingelenkige Wadenmuskulatur).
- → Vergrößern Sie die Schrittstellung. Das hintere gestreckte Bein und der Körper bilden eine Linie, das Gewicht liegt auf dem vorderen gebeugten Bein.
- → Bewegen Sie den Körper nach vorne und halten Sie die Fersen auf dem Boden (zweigelenkige Wadenmuskulatur).

**ERGÄNZENDE ÜBUNGSHINWEISE**
- → Beide Füße sollen nach vorne zeigen und mit der ganzen Sohle auf dem Boden stehen.
- → Eine Dehnung sollten Sie nur an der Rückseite der Wade und der Kniekehle spüren.
- → Beim ersten Übungsteil spüren Sie die Dehnung nur bei stark verkürzter Muskulatur.
- → Diese Dehnübung ist wichtig für Menschen, die häufig einen Wadenkrampf bekommen.

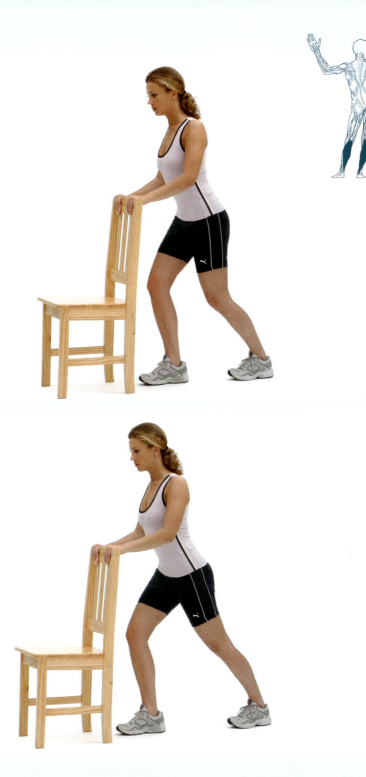

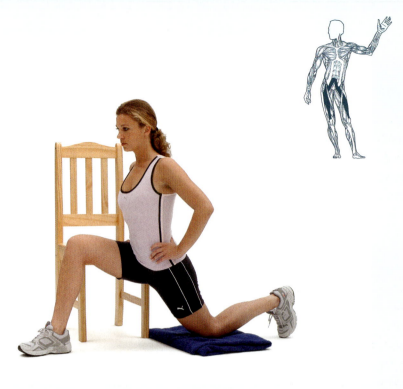

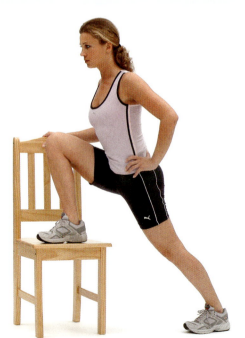

**Dehnung
der Hüftbeugemuskulatur**

**ÜBUNG**
→ Schieben Sie den Oberkörper und die Hüfte so weit nach vorne, bis Sie eine leichte Dehnung an der linken Hüftseite spüren (Hüftbeugemuskel).

**VARIATION**
→ Stellen Sie in Schrittstellung Ihren rechten Fuß auf einen Stuhl. Bewegen Sie Hüfte und Oberkörper so weit nach vorne, bis Sie eine Dehnung an der linken Hüftbeugeseite spüren.

**ERGÄNZENDE
ÜBUNGSHINWEISE**
→ Spannen Sie den Bauch leicht an, um nicht ins Hohlkreuz zu fallen.
→ Achtung! Im verkürzten Zustand kann die Hüftbeugemuskulatur aufgrund ihrer direkten Verbindung mit der Lendenwirbelsäule Rückenschmerzen verursachen.

**Dehnung der vorderen Oberschenkelmuskulatur**

**ÜBUNG**
→ Umfassen Sie mit der linken Hand das linke Fußgelenk.
→ Schieben Sie die Hüfte leicht nach vorne und führen Sie die linke Ferse behutsam in Richtung Gesäß, bis Sie eine deutliche Dehnung an der Vorderseite des linken Oberschenkels spüren.

**VARIATION**
→ Setzen Sie sich seitlich auf einen Stuhl und führen Sie den Oberschenkel nach hinten. Ziehen Sie Ihre Ferse in Richtung Gesäß, bis Sie eine Dehnung auf der Vorderseite des linken Oberschenkels spüren.

**ERGÄNZENDE ÜBUNGSHINWEISE**
→ Erleichterung: Sie können den Fuß auch mit einem Handtuch zum Gesäß heranziehen.
→ Spannen Sie den Bauch leicht an, um nicht ins Hohlkreuz zu fallen.

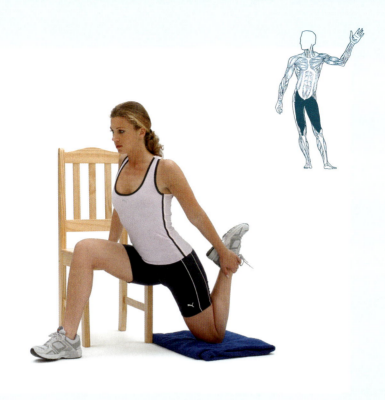

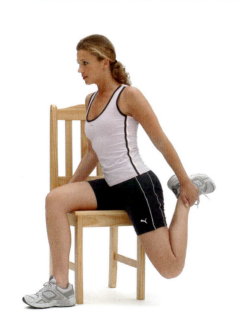

**Dehnung der hinteren Oberschenkelmuskulatur**

### ÜBUNG
- Halten Sie Ihren Rücken durch eine leichte Bauchspannung gerade.
- Strecken Sie Ihr linkes Bein, bis Sie eine Dehnung auf der linken Oberschenkelrückseite spüren.
- Sollten Sie keine Dehnung wahrnehmen, so schieben Sie Ihren Oberkörper gestreckt in Richtung des linken Fußes.

### VARIATIONEN
- Stellen Sie Ihre rechte Ferse auf einen Stuhl und halten Sie Ihr Knie gerade. Achtung – nicht überstrecken! Führen Sie Ihren geraden Oberkörper nach vorne, bis Sie eine Dehnung auf der Oberschenkelrückseite des rechten Beins spüren.
- Legen Sie sich auf den Boden und lassen Sie Ihr linkes Bein gestreckt liegen. Das rechte Bein legen Sie an die Rückenlehne des Stuhls und halten den Stuhl mit beiden Händen fest.

### ERGÄNZENDE ÜBUNGSHINWEISE
- Vermeiden Sie ein Hochziehen der Fußspitzen, da dies nur eine Verstärkung der Dehnung vortäuscht.
- Stabilisieren Sie Ihr Becken.
- Halten Sie Ihr Bein gerade – überstrecken Sie das Kniegelenk der zu dehnenden Seite nicht!

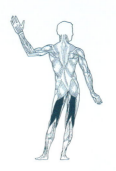
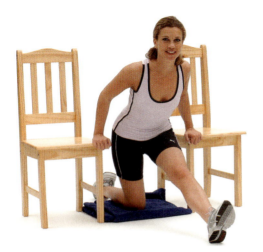
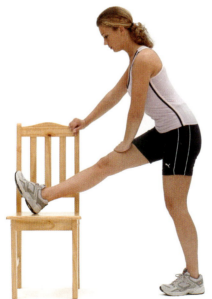

**Dehnung der Oberschenkelinnenseite (lange Adduktoren)**

### ÜBUNG
→ Halten Sie den Oberkörper aufrecht.
→ Verlagern Sie Ihr Gewicht langsam auf das rechte Bein, bis Sie eine Dehnung an der linken Oberschenkelinnenseite spüren.

### ERGÄNZENDE ÜBUNGSHINWEISE
→ Behalten Sie bei der Dehnung eine aufrechte Körperhaltung.
→ Achten Sie darauf, dass bei der Gewichtsverlagerung das rechte Knie über dem Fuß steht.

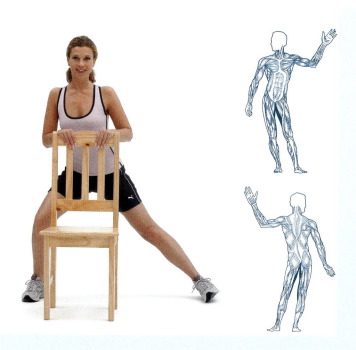

**Dehnung der Gesäßmuskulatur**

**ÜBUNG**
→ Legen Sie den linken Fuß auf das rechte Knie.
→ Umgreifen Sie den rechten Oberschenkel.
→ Ziehen Sie ihn so weit zu sich heran, bis Sie eine Dehnung auf der linken Gesäßaußenseite spüren.

**ERGÄNZENDE ÜBUNGSHINWEISE**
→ Intensivierung: Drücken Sie behutsam Ihr angewinkeltes Bein nach außen.
→ Achtung! Sollten Sie Schmerzen in der Leiste spüren, ist diese Dehnung für Sie nicht geeignet.
→ Bei dieser Übung dehnen Sie vor allem den birnenförmigen Muskel, der bei Verkürzung Druck auf den Ischiasnerv ausüben kann.

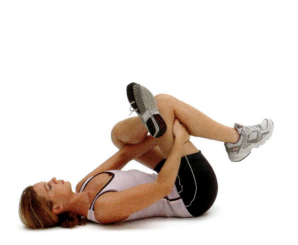
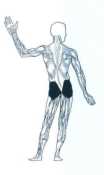

**Dehnung der unteren Rückenmuskulatur**

## ÜBUNG
→ Umfassen Sie die Oberschenkel.
→ Führen Sie die Knie zur Brust.

## VARIATION
→ Setzen Sie sich so auf einen Stuhl, dass das Gesäß an der Lehne ist. Neigen Sie Ihren Oberkörper nach vorne und führen Sie Ihre Hände zwischen Ihre Beine und lassen Sie locker.

## ERGÄNZENDE ÜBUNGSHINWEISE
→ Atmen Sie ruhig weiter, obwohl die Atmung durch die Verengung des Brust- und Bauchraums verengt ist.
→ Halten Sie den Kopf in Verlängerung der Wirbelsäule.
→ Nur bei stark eingeschränkter Beweglichkeit ist ein deutliches Dehngefühl im Lendenwirbelsäulen-Bereich zu spüren.

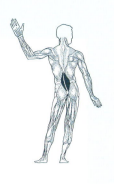
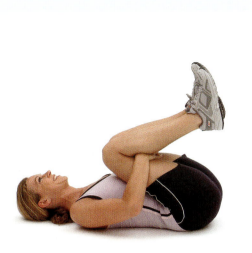

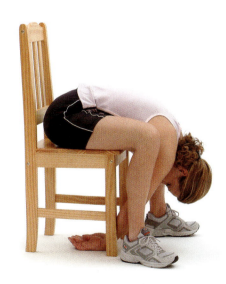

Drittes Kapitel | Die Lernprogramme

85

**Dehnung der Brustmuskulatur, Verbesserung der Drehbeweglichkeit**

### ÜBUNG

→ Legen Sie sich auf die rechte Seite. Ihr rechtes Bein ist gestreckt, das linke Bein gebeugt.
→ «Drehdehnlagerung»: Drehen Sie Ihre obere Schulter mit gestrecktem Arm nach hinten und schauen Sie Ihrer Hand nach.
→ Lassen Sie Oberkörper und rechten Arm langsam nach unten sinken. Sie spüren eine Dehnung Ihrer linken Brustmuskulatur.

### VARIATION

→ Legen Sie Ihre rechte Hand über Kopfhöhe an die Tür. Drehen Sie Ihren Oberkörper nach links, bis Sie eine Dehnung Ihrer rechten Brustmuskulatur spüren.

### ERGÄNZENDE ÜBUNGSHINWEISE

→ Diese Übung dient auch zur Verbesserung der Drehbeweglichkeit der Brustwirbelsäule.
→ Achtung! Es sollen keine Beschwerden im Schultergelenk auftreten.

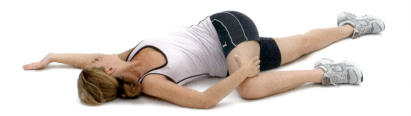

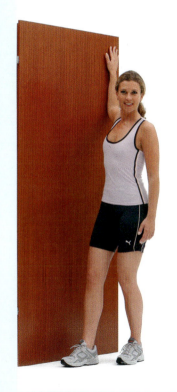

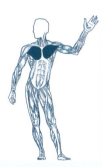

**Mobilisation der Rotation der Brustwirbelsäule**

### ÜBUNG
→ Legen Sie sich auf die rechte Seite und ziehen Sie beide Beine so weit wie möglich an Ihren Brustkorb heran.
→ Drehen Sie Ihre obere Schulter mit gestrecktem Arm nach hinten. Schauen Sie Ihrer Hand nach.

### ERGÄNZENDER ÜBUNGSHINWEIS
→ Falls Sie Ihren oben liegenden Arm bei der Übung nicht auf dem Boden ablegen können, dann legen Sie ihn auf Ihren Körper.

### VARIATION
→ Setzen Sie sich auf einen Stuhl und verschränken Sie Ihre Arme vor der Brust. Drehen Sie Ihren Oberkörper so weit wie möglich nach rechts und nach links. Wiederholen Sie die Übung mehrmals hintereinander.

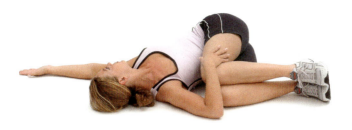

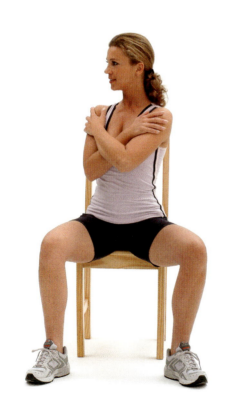

**Mobilisation des Brustkorbs und der Rippen**

## ÜBUNG
→ Umfassen Sie Ihren rechten Ellbogen und schieben Sie ihn in Richtung Decke.
→ Neigen Sie Ihren Oberkörper nach links und atmen Sie tief in die linke Seite.

## ERGÄNZENDE ÜBUNGSHINWEISE
→ Schauen Sie während der Übung nach vorne.
→ Diese Übung dient der Verbesserung der Einatemfähigkeit.
→ Die Übung verbessert die Beweglichkeit zwischen Lungen- und Rippenfell.

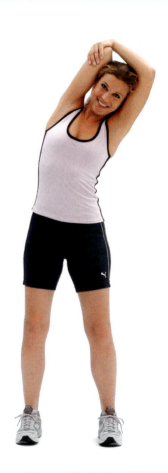

**Mobilisation zur Streckung der Brustwirbelsäule**

ÜBUNG
→ Setzen Sie sich so auf einen Stuhl, dass die Rückenlehne in der Mitte Ihrer Brustwirbelsäule endet (zwischen den Schulterblättern).
→ Legen Sie das gebeugte linke Bein auf Ihren rechten Oberschenkel.
→ Nehmen Sie beide Hände an den Hinterkopf und führen Sie Ihren Oberkörper nach hinten.

ERGÄNZENDER ÜBUNGSHINWEIS
→ Diese Übung eignet sich besonders für Personen mit Rundrücken.

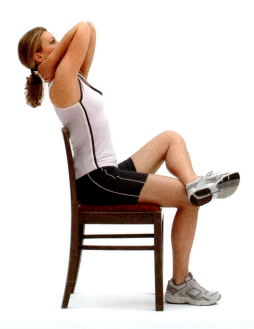

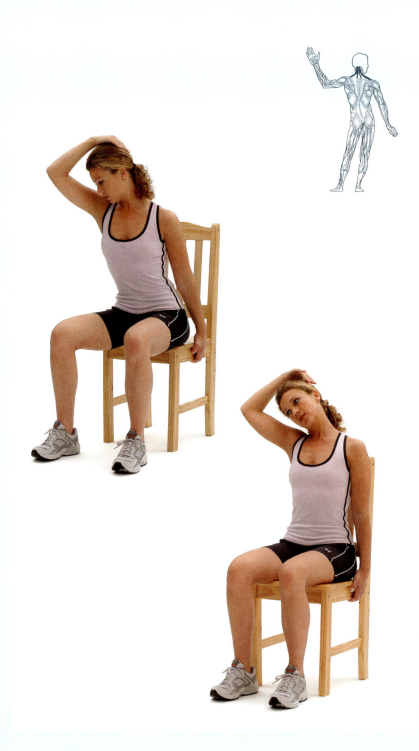

**Dehnung der seitlichen Hals-Nacken-Muskulatur**

ÜBUNG
→ Neigen Sie im Sitzen den Kopf so weit wie möglich nach rechts und umfassen Sie ihn mit der rechten Hand – nicht ziehen!
→ Halten Sie sich mit der linken Hand an der Sitzfläche fest. Neigen Sie Ihren Oberkörper nach rechts, bis Sie eine Dehnung an der linken Halsseite spüren.

VARIATION
→ Setzen Sie sich wieder gerade hin, schauen Sie in Ihre rechte Achselhöhle und umfassen Sie den Kopf. Halten Sie sich mit der linken Hand hinter Ihrem Gesäß an der Sitzfläche fest. Neigen Sie Ihren Oberkörper nach rechts vorne. Die Dehnung verspüren Sie an der linken hinteren Außenseite des Halses.

ERGÄNZENDER ÜBUNGSHINWEIS
→ Achtung! Falls Schmerzen, Schwindel oder ein Taubheitsgefühl im Halswirbelsäulen-Bereich auftreten, brechen Sie die Übung ab und klären Sie die Ursache mit Ihrem Arzt.

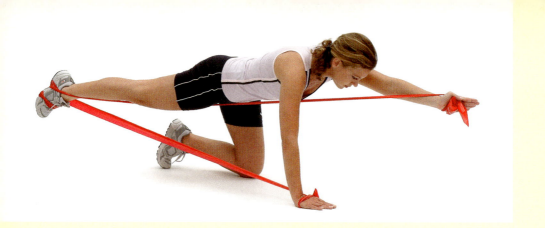

# Flexibles Training
## mit Geräten

# Thera-Band – Fitness-Studio im Hosentaschenformat

Das Thera-Band ist ein aus Latex hergestelltes Naturprodukt und zeichnet sich durch eine hohe Elastizität aus. Aufgrund dieser physikalischen Eigenschaft bietet es eine Fülle von Vorteilen:

→ Die starke Spannungszunahme gegen Ende der Banddehnung machen wir uns im Sinne einer höheren Anforderung an die **muskuläre Sicherung eines Gelenks** zunutze.
→ Je nach Ausgangsstellung sind nicht nur isoliert eingelenkige Übungen möglich. Auch mehrgelenkige Komplexbewegungen, die höchste Anforderungen an das koordinative Bewegungsverhalten stellen, sind durchführbar.
→ Die Anschaffung des Thera-Bandes ist **günstig**. Das mindestens 250 cm lange Band ist **leicht zu transportieren**.
→ Bei den meisten Übungen mit dem Thera-Band benötigen Sie keinen Partner, es ist **unabhängig von Leistungsstand oder Alter** einsetzbar.
→ Im Vergleich zum Training mit Gewichten entsteht beim Kraftausdauertraining mit dem Thera-Band **keine Überforderung der passiven Gelenkstrukturen**.

### Das sollten Sie beim Thera-Band beachten

→ Die Praxis zeigt, dass das **rote oder grüne Thera-Band für Frauen** und das **grüne und blaue Thera-Band für Männer** den geeignetsten Widerstand bieten. Darüber hinaus richtet sich der Widerstand auch danach, ob das Band **einfach- oder mehrlagig** verwendet wird.
→ Generell sollten Sie die Übungen mit einer leichten **Vordehnung des Bandes** beginnen; Ihre Gelenke sind somit bereits muskulär vorgesichert.

- → **Fixieren Sie das Band**, je nach Übung mit Ihren Händen, unter Ihren Füßen oder an fest stehenden Gegenständen. Sollten Sie das Band an einer Tür fixieren, achten Sie bitte darauf, die Tür zu verschließen.
- → Zur **Fixation des Bandes an der Tür** gibt es folgende Möglichkeit: Verknoten Sie einen Rolladengurt, eine Wäscheleine oder den «Thera-Band Assist» zu einer Schlinge. Diese fixieren Sie zwischen Tür und Türrahmen. Anschließend ziehen Sie das Thera-Band durch die Bandschlinge.
- → Wickeln Sie das Band, wenn möglich, **breitflächig um Körperteile**, um Abschnürungen der Haut zu vermeiden.
- → Wie in jedem Training sollten Sie **auf Schmuck** und **auf Straßenschuhe verzichten**, um durch mögliche Einrisse die Lebensdauer des Thera-Bandes nicht zu verkürzen.
- → **Pflegen Sie das Band** regelmäßig, indem Sie es mit Talkum (in Apotheken erhältlich) einpudern. Lassen Sie das Band nicht verknotet oder auf heißen Gegenständen (Ofen, Heizkörper) liegen und vermeiden Sie eine dauerhafte direkte Sonneneinstrahlung.

## Darauf sollten Sie beim Üben achten

- → Denken Sie an eine **gerade Position Ihrer Handgelenke**; versuchen Sie diese muskulär zu stabilisieren.
- → Achten Sie nicht nur zu Beginn, sondern vor allem auch am Ende der Bewegung auf eine **korrekte Körperhaltung**.
- → **Kraftausdauer:** Länger andauernde Belastungen erhöhen die Ermüdungswiderstandsfähigkeit der Muskulatur. Das Training der Kraftausdauer wird mit **geringeren Intensitäten** durchgeführt als das allgemeine Krafttraining. Dafür werden Belastungsumfang (Wiederholungen) und Belastungsdauer (Serien) höher gewählt. Beginnen Sie die Bewegung mit leicht vorgespanntem Thera-Band. Führen Sie den in der Übung vorgeschlagenen Bewegungsweg aus. Wiederholen Sie diese Bewegung 15–20-mal

(eine Serie). Versuchen Sie drei bis sechs Serien durchzuführen. Nach jeder Serie machen Sie eine Pause von etwa 10–20 Sekunden.

> ### So ermitteln Sie Ihre individuelle Trainingsintensität für die Kraftausdauer
> Dosieren Sie die **individuelle Intensität** für Ihr Training der allgemeinen Kraftausdauer:
> → Ermitteln Sie Ihren aktuellen Leistungszustand, indem Sie den in der Übung vorgeschlagenen Bewegungsweg so oft wiederholen, wie eine korrekte Übungsausführung möglich ist. Die maximale Wiederholungszahl ergibt Ihren aktuellen Leistungszustand für diese Übung.
> → Für Ihr Training nehmen Sie 60–70 Prozent des ermittelten Wertes.
> **Beispiel**: Sie schaffen ohne Ausweichbewegung 40 Wiederholungen der Übung, so liegt die Wiederholungszahl für das Training bei 24 Wiederholungen. 24 Wiederholungen entsprechen einer Serie.
> → Nach jeder Serie machen Sie eine Pause von etwa 10–20 Sekunden. Versuchen Sie drei bis sechs Serien durchzuführen.
> → Auch die letzte Serie muss ohne Ausweichbewegung korrekt durchgeführt werden können. Ansonsten reduzieren Sie die Anzahl der Serien.

→ **Allgemeine Kraft:** Im Gegensatz zur Kraftausdauer trainieren Sie die allgemeine Kraft mit **höherer Intensität**. Sie beginnen die Übung mit stärkerer Vorspannung des Bandes. Um die Vorspannung des Bandes zu erhöhen, haben Sie zwei Möglichkeiten: Wickeln Sie das Thera-Band zusätzlich zweimal um Ihre Hand oder vergrößern Sie den ursprünglichen Abstand zur Befestigung des Thera-Bandes um eine bis drei Fußlängen. Wiederholen Sie die Bewegung 8–12-mal, was einer Serie entspricht. Nach jeder Serie machen Sie eine Pause von etwa 10–20 Sekunden. Versuchen Sie eine bis drei Serien durchzuführen.

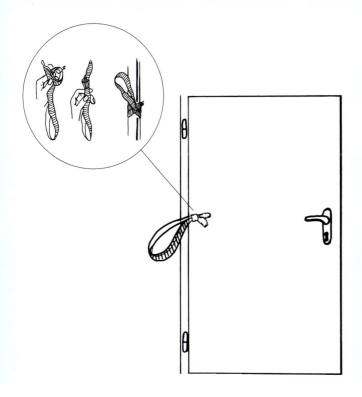

→ Die **Dosierungshinweise** sind allgemeine Richtwerte. Falls Sie die Richtwerte nicht erreichen, so lassen Sie sich nicht entmutigen. Fassen Sie diese Werte als Ziel auf, das es zu erreichen gilt.

→ Sie sollten das Training von **allgemeiner Kraftausdauer und allgemeiner Kraft nicht** innerhalb einer Trainingseinheit **mischen**. Die Wirkungen heben sich gegenseitig auf und bringen Ihnen keinen Leistungsgewinn.

# Übungen mit dem Thera-Band

**Kräftigung der Schulter- und Schultergürtelmuskulatur**

### ÜBUNG
- → Stehen Sie in Schrittstellung.
- → Beugen Sie den Oberkörper leicht nach vorne und stabilisieren Sie Ihre Wirbelsäule.
- → Führen Sie die gebeugten Arme nach oben in die «U-Halte».

### ERGÄNZENDE ÜBUNGSHINWEISE
- → Halten Sie den Kopf in Verlängerung der Wirbelsäule.
- → Achten Sie darauf, dass die Schultern unten bleiben.
- → Diese Übung eignet sich besonders zur Aufrichtung und Stabilisierung der Brustwirbelsäule.
- → Über die außenrotatorisch wirkenden Muskeln der Schulter stabilisieren Sie das Schultergelenk.

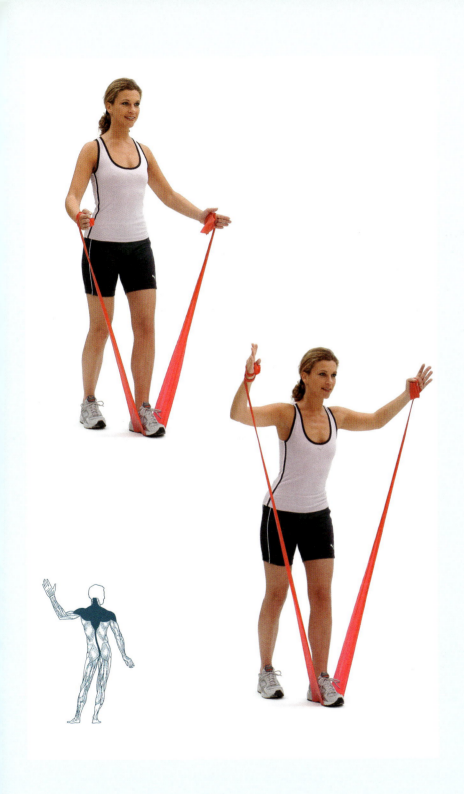

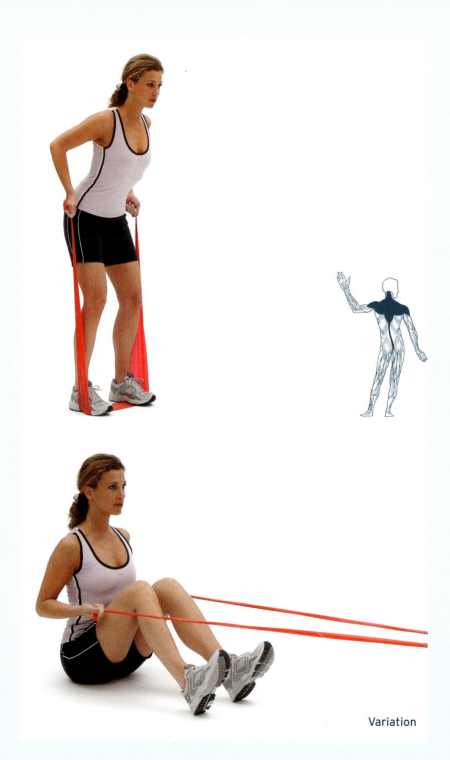

Variation

**Kräftigung
der Schultergürtelmuskulatur**

## ÜBUNG
→ Halten Sie im Parallelstand Ihre Beine leicht gebeugt und neigen Sie den Oberkörper etwas nach vorne.
→ Führen Sie Ihre Ellbogen nach oben.

## VARIATION
→ Halten Sie Ihre Wirbelsäule bei leicht abgespreizten Knien aufrecht. Beginnen Sie das Thera-Band von den Füßen her an zu sich heranzuziehen. Sie können dabei den Rumpf stabil fixiert halten oder – wie im Rudersport – die Wirbelsäule in aufrechter Haltung von vorn nach hinten bewegen.

## ERGÄNZENDE ÜBUNGSHINWEISE
→ Achten Sie darauf, dass die Schultern unten bleiben und Ihre Wirbelsäule stabil bleibt.
→ Diese Übung eignet sich besonders zur Aufrichtung und Stabilisierung der Brustwirbelsäule.

**Kräftigung der Schultergürtel-muskulatur**

### ÜBUNG
→ Stehen Sie in Schrittstellung. Beugen Sie Ihren Oberkörper leicht nach vorne und stabilisieren Sie Ihre Wirbelsäule. Halten Sie das Thera-Band in Hals- oder Kopfhöhe gespannt.
→ Strecken Sie die Arme im Ellbogen und führen Sie sie neben den Körper.

### VARIATIONEN
→ Mit einem Arm stabilisieren Sie das Thera-Band in der Endposition, den anderen Arm bewegen Sie vor und zurück. Sie verbinden hier eine dynamische Komponente mit einer stabilisierenden Komponente.
→ Sie können die Übung auch im Knien durchführen.

### ERGÄNZENDE ÜBUNGSHINWEISE
→ Diese Übung eignet sich besonders zur Aufrichtung und Stabilisierung der Brustwirbelsäule.
→ Über die außenrotatorisch wirkenden Schultermuskeln wird das Schultergelenk stabilisiert.
→ Achten Sie darauf, dass die Arme in der Endposition nach außen gedreht sind (Daumen zeigen nach außen).

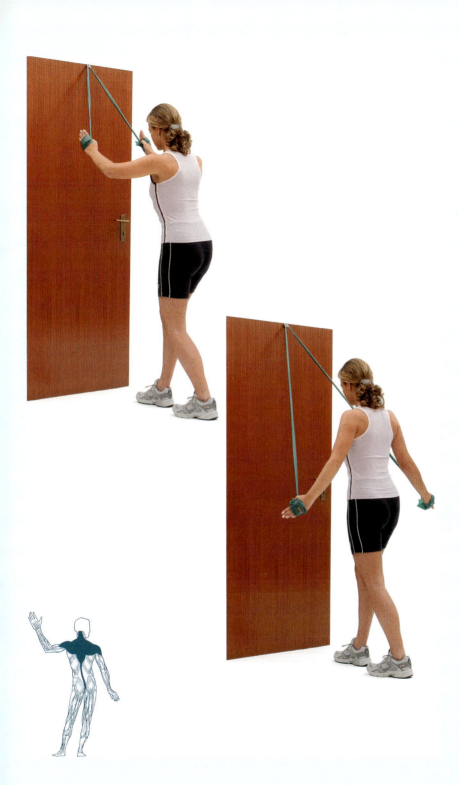

**Kräftigung der Rumpfmuskulatur, Mobilisation der Wirbelsäule**

ÜBUNG
→ Setzen Sie sich aufrecht auf das Thera-Band. Strecken Sie beide Arme nach oben. In dieser Position muss das Band leicht vorgespannt sein.
→ «Arm – Gesäß»: Schieben Sie im Wechsel die Arme nach oben und versuchen Sie gleichzeitig auf der Gegenseite das Gesäß anzuheben.

ERGÄNZENDE ÜBUNGSHINWEISE
→ Halten Sie den Kopf in Verlängerung der Wirbelsäule.
→ Achten Sie auf eine harmonisch ablaufende Bewegungsausführung.
→ Mit dieser Übung kräftigen Sie Ihre Schulter- und Nackenmuskulatur und verbessern gleichzeitig die Beweglichkeit Ihrer Wirbelsäule.

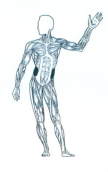
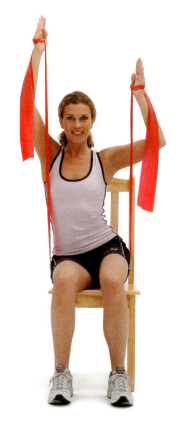

Viertes Kapitel | Flexibles Training mit Geräten

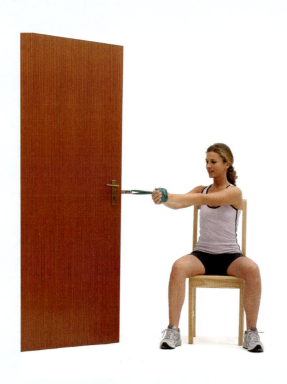
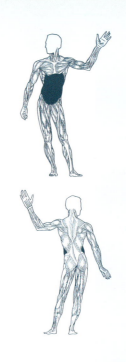
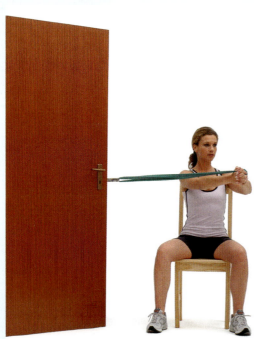

108

**Kräftigung der Bauchmuskulatur**

### ÜBUNG
→ Die Knie sind möglichst weit gespreizt, denn sie stellen in dieser Übung den Bewegungsumfang dar.
→ Ziehen Sie das Thera-Band mit gestreckten Armen vor Ihrem Körper entlang, d. h. vom der Tür zugewandten zum der Tür abgewandten Knie. Nur der Oberkörper rotiert, in den Schultern findet keine Bewegung statt.
→ Bewegen Sie das Thera-Band mit der gleichen Aufmerksamkeit in die Ausgangsstellung zurück.

### VARIATION
→ Diese Übung können Sie auch im Stand oder Kniestand durchführen.

### ERGÄNZENDE ÜBUNGSHINWEISE
→ Achten Sie darauf, dass Sie den Oberkörper nur im angegebenen Bewegungsumfang drehen, also von Knie zu Knie.
→ Kurze zackige Bewegungsausschläge in der Endposition führen zu einer zusätzlichen muskulären Stabilisierung.
→ Intensivierung: Halten Sie das Thera-Band kurz in der Endposition und führen Sie es betont langsam in die Ausgangsposition zurück.

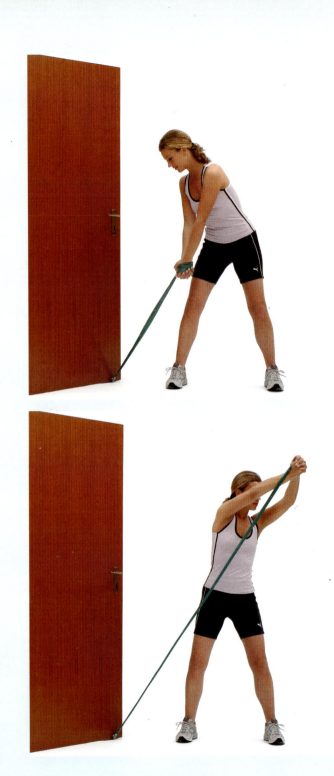
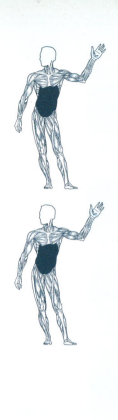

**Kräftigung der Bauch-
muskulatur und der Rumpf-
muskulatur**

ÜBUNG
- Stellen Sie sich im aufrechten Grätschstand nahe an eine Tür.
- Ziehen Sie das Thera-Band von der Tür weg diagonal nach oben.
- Bewegen Sie sich wieder langsam in die Ausgangsposition zurück. Schauen Sie während der Übungsausführung Ihren Händen nach.

ERGÄNZENDE
ÜBUNGSHINWEISE
- Halten Sie die Ellbogen gestreckt.
- Durch die Komplexität der Übung trainieren Sie die Bauch- und Rückenmuskulatur auf anspruchsvolle Weise.
- Führen Sie bei zu großer Spannung nicht den gesamten Bewegungsweg aus.

## Kräftigung der Bauchmuskulatur

**ÜBUNG**
- Im Halbkniestand halten Sie das Thera-Band mit beiden Händen oberhalb Ihres Kopfes.
- «Pendeln»: Bewegen Sie sich mit dem ganzen Oberkörper aus der aufrechten Position leicht nach vorne und langsam wieder zurück.

**VARIATION**
- Rollen Sie Ihren Oberkörper langsam ein, anstatt dass Sie ihn im Ganzen nach vorne bewegen.

**ERGÄNZENDE ÜBUNGSHINWEISE**
- Spannen Sie das Thera-Band so vor, dass Sie die Spannung der Bauchmuskulatur während der Übung deutlich spüren.
- Oberkörper und Arme bewegen sich synchron nach vorne.
- Bei dieser Übung kräftigen Sie die Bauchmuskulatur in ihrer Alltagsfunktion.

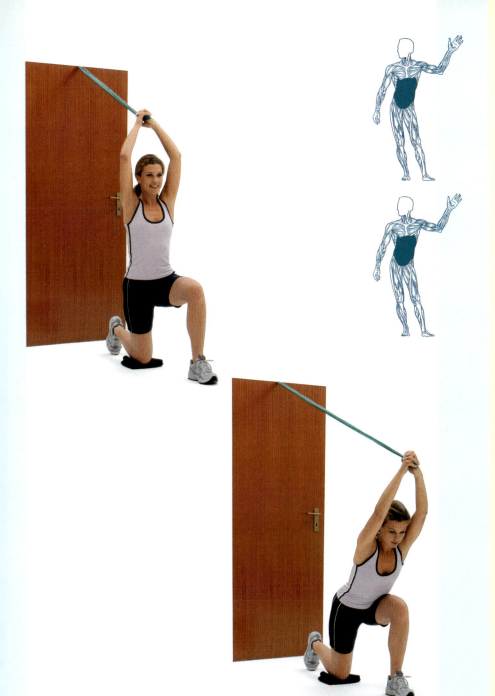

# Kräftigung der Bauchmuskulatur

## ÜBUNG
- Im Halbkniestand halten Sie das Thera-Band mit beiden Händen oberhalb Ihres Kopfes.
- Beugen Sie den Oberkörper nach unten.

## ERGÄNZENDE ÜBUNGSHINWEISE
- Spannen Sie das Thera-Band so vor, dass Sie die Spannung der Bauchmuskulatur während der Übung deutlich spüren.
- Ziehen Sie die Arme erst etwas zu sich heran, dann arbeitet nur der Oberkörper.

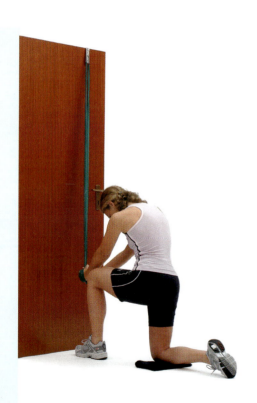
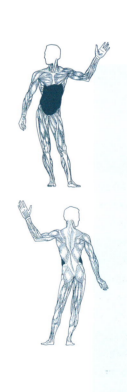

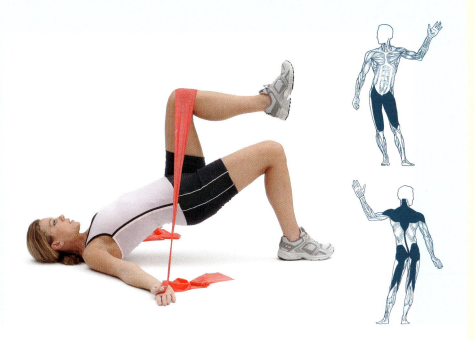

**Kräftigung
der Gesäßmuskulatur**

ÜBUNG

→ Stellen Sie in Rückenlage beide Beine an.
→ Ziehen Sie ein Bein heran und legen Sie das Thera-Band über das Knie.
→ Legen Sie die Arme mit den Handrücken nach unten neben den Körper und drücken Sie Ihre Arme in die Unterlage.
→ «Beckenheben»: Heben Sie Ihr Becken, bis Oberkörper und Oberschenkel eine Linie bilden.
→ Heben und senken Sie das Becken in kleinen Bewegungsausschlägen.

ERGÄNZENDE
ÜBUNGSHINWEISE

→ Achten Sie darauf, dass Sie die gerade Köperlinie erreichen, ohne die Wirbelsäule zu überstrecken.
→ Beugen Sie Ihr Knie nur so weit, dass das Thera-Band nicht abrutscht.

**Kräftigung der seitlichen Rumpfmuskulatur**

## ÜBUNG

→ Stehen Sie im Grätschschritt mit leicht gebeugten Beinen neben der Tür.
→ Umfassen Sie das Thera-Band mit beiden Händen, die Arme sind nach oben gestreckt.
→ «Oberkörperneigung»: Neigen Sie den Oberkörper zur Seite, weg von der Tür.
→ Gehen Sie langsam wieder in die Ausgangsposition zurück.

## ERGÄNZENDE ÜBUNGSHINWEISE

→ Lassen Sie die Schultern unten!
→ Intensivierung: Vollführen Sie kleine Bewegungsausschläge über die Körpermittellinie hinaus.

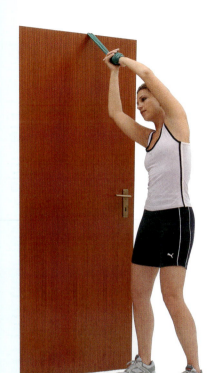
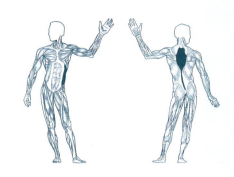
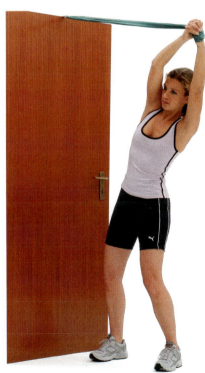

**Kräftigung
der Rückenmuskulatur**

ÜBUNG
→ Legen Sie das Thera-Band um einen Fuß und greifen Sie mit den Händen jeweils ein Ende des Thera-Bandes.
→ «Beinstrecken»: Strecken und beugen Sie das Bein im Wechsel.
→ Sobald Sie sich in der gestreckten Beinhaltung sicher fühlen, führen Sie zusätzlich den diagonal gegenüber liegenden Arm nach vorne.

ERGÄNZENDE
ÜBUNGSHINWEISE
→ Achten Sie darauf, den Arm und das Bein in der Köperlinie und den Kopf in Verlängerung der Wirbelsäule zu halten.
→ Ausreichende Beweglichkeit der Hüfte und des Schultergürtels sind die Voraussetzung zur Durchführung dieser Übung.

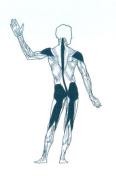

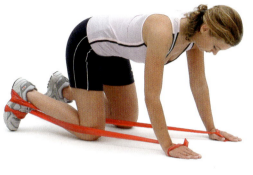

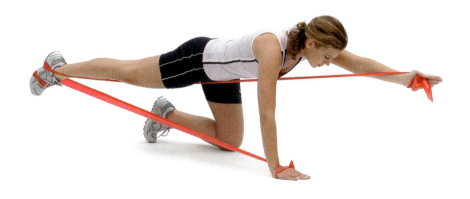

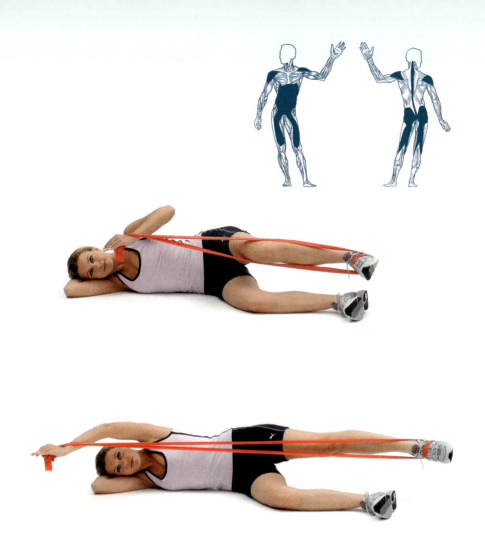

**Kräftigung der Rumpf- und Beckenmuskulatur**

## ÜBUNG

→ Legen Sie sich auf die rechte Seite. Das untere Bein ist leicht angewinkelt.
→ Umfassen Sie das um den linken Fuß geschlungene Thera-Band mit der linken Hand.
→ Drücken Sie nun die Außenseite des rechten Ellbogens in die Unterlage.
→ Strecken Sie das linke Bein nach hinten und führen Sie gleichzeitig den linken Arm nach vorne.

## ERGÄNZENDE ÜBUNGSHINWEISE

→ Halten Sie den Rumpf während der gesamten Bewegungsausführung stabil.
→ Der Druck des rechten Ellbogens erleichtert Ihnen das Beibehalten der Ausgangslage.
→ In einer intensiveren Variation führen Sie die Übung im Seitstütz aus.

**Training der Hüftstabilisatoren**

### ÜBUNG

→ Außenrotatoren: Fixieren Sie das Thera-Band am linken Unterschenkel oberhalb des Sprunggelenkes.
→ Drehen Sie den linken Fuß und Unterschenkel so von außen nach innen, dass nur eine Rotation in der Hüfte stattfindet.
→ Innenrotatoren: Fixieren Sie das Thera-Band am rechten Unterschenkel oberhalb des Sprunggelenks.
→ Drehen Sie den rechten Fuß und den Unterschenkel so von innen nach außen, dass nur eine Rotation in der Hüfte stattfindet.

### ERGÄNZENDE ÜBUNGSHINWEISE

→ Unterlagern Sie das Knie auf jeden Fall mit einem kleinen Kissen.
→ Stützen Sie sich zur Entlastung der Kniescheibe an der Stuhllehne ab.
→ Während der Übung soll sich nur das Bein bewegen.
→ Bleiben Sie in Becken und Rumpf stabil bleiben.

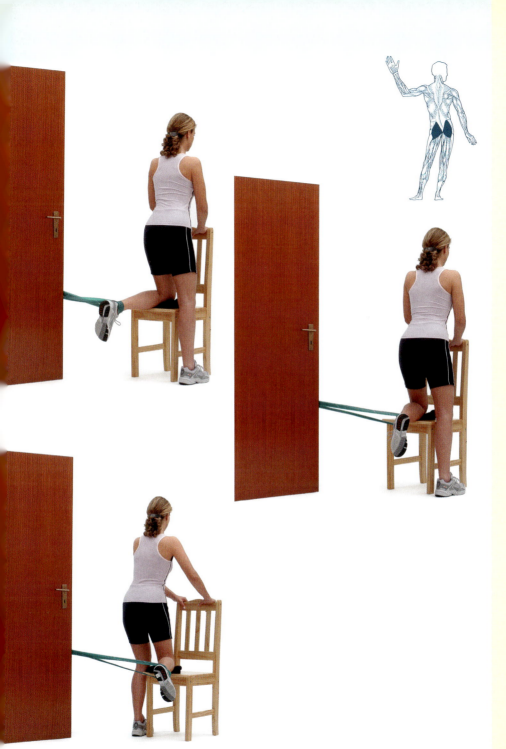

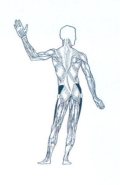
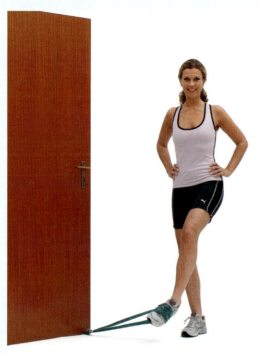
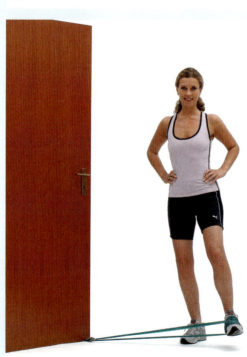

**Training der Hüftstabilisatoren**

**ÜBUNG**
→ Abduktoren: Umschlingen Sie den linken Vorfuß mit dem Thera-Band.
→ Führen Sie das linke Bein von rechts an Ihrem rechten Standbein vorbei nach links.
→ Bewegen Sie dabei auch Ihren Vorfuß betont nach links.

**ERGÄNZENDER ÜBUNGSHINWEIS**
→ Drehen Sie den linken Fuß und den Unterschenkel so von außen nach innen, dass nur eine Rotation in der Hüfte stattfindet.
→ Intensivierung: Führen Sie das linke Bein von rechts vorne nach links hinten. Beginnen Sie dabei in einer Hüftaußenrotation, d. h. Ihre Fußzehen schauen anfangs nach außen, in der Endposition nach innen.

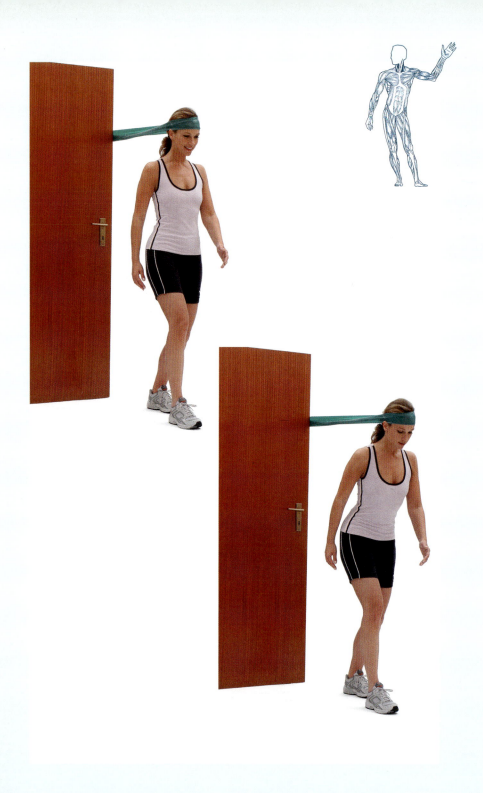

**Kräftigung der vorderen Halsmuskulatur**

### ÜBUNG

→ Stellen Sie sich in Schrittstellung. Legen Sie das in Kopfhöhe fixierte Thera-Band um Ihre Stirn.
→ Verlagern Sie Ihren gesamten Körper als «Block» behutsam nach vorne.

### ERGÄNZENDE ÜBUNGSHINWEISE

→ Halten Sie den Kopf in Verlängerung der Wirbelsäule und stabilisieren Sie ausreichend die Lendenwirbelsäule.
→ Die große Beweglichkeit der Halswirbelsäule erfordert eine ausreichende Stabilisationsfähigkeit. Die Häufigkeit der Störungen in diesem Körperabschnitt deutet auf die Wichtigkeit dieser Übungen hin.
→ Achtung! Bei auftretendem Schwindel oder Übelkeit brechen Sie die Übungen ab und konsultieren Ihren Arzt.
→ Sollte Ihnen der direkte Kontakt mit dem Thera-Band unangenehm sein, so legen Sie ein Taschentuch dazwischen.

## Kräftigung der seitlichen Halsmuskulatur

### ÜBUNG
→ Stellen Sie sich in den Parallelschritt. Legen Sie das in Kopfhöhe fixierte Thera-Band um Ihre Stirn.
→ Verlagern Sie Ihren gesamten Körper als Block behutsam zur Seite.

### ERGÄNZENDE ÜBUNGSHINWEISE
→ Halten Sie den Kopf in Verlängerung der Wirbelsäule und stabilisieren Sie ausreichend die Lendenwirbelsäule.
→ Die große Beweglichkeit der Halswirbelsäule erfordert eine ausreichende Stabilisationsfähigkeit. Die Häufigkeit der Störungen in diesem Körperabschnitt deutet auf die Wichtigkeit dieser Übungen hin.
→ Achtung! Bei auftretendem Schwindel oder Übelkeit brechen Sie die Übungen ab und konsultieren Ihren Arzt.
→ Sollte Ihnen der direkte Kontakt mit dem Thera-Band unangenehm sein, so legen Sie ein Taschentuch dazwischen.

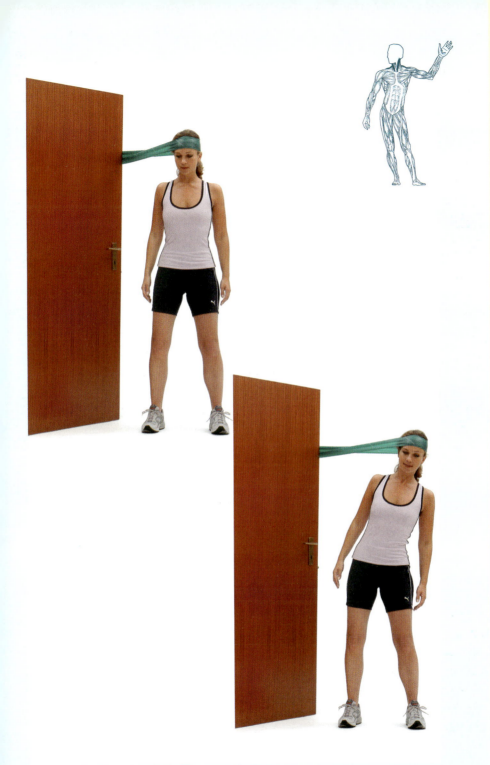

**Training der Kopfdreher**

## ÜBUNG

→ Umwickeln Sie Ihren Kopf mit dem Thera-Band. Halten Sie die Enden des Bandes auf Stirnhöhe fest.

→ Verstärken Sie den Zug mit der linken Hand. Schauen Sie nach rechts und drehen Sie gleichzeitig den Kopf minimal nach rechts.

→ Führen Sie die Bewegung mehrmals in die eine Richtung aus, bevor Sie zur anderen Seite wechseln.

## ERGÄNZENDE ÜBUNGSHINWEISE

→ Halten Sie während der Drehbewegung den Kopf gerade.

→ Halten Sie den Kopf in Verlängerung der Wirbelsäule und stabilisieren Sie ausreichend die Lendenwirbelsäule.

→ Die große Beweglichkeit der Halswirbelsäule erfordert eine ausreichende Stabilisationsfähigkeit. Die Häufigkeit der Störungen in diesem Körperabschnitt deutet auf die Wichtigkeit dieser Übungen hin.

→ Achtung! Bei auftretendem Schwindel oder Übelkeit brechen Sie die Übungen ab und konsultieren Ihren Arzt.

→ Sollte Ihnen der direkte Kontakt mit dem Thera-Band unangenehm sein, so legen Sie ein Taschentuch dazwischen.

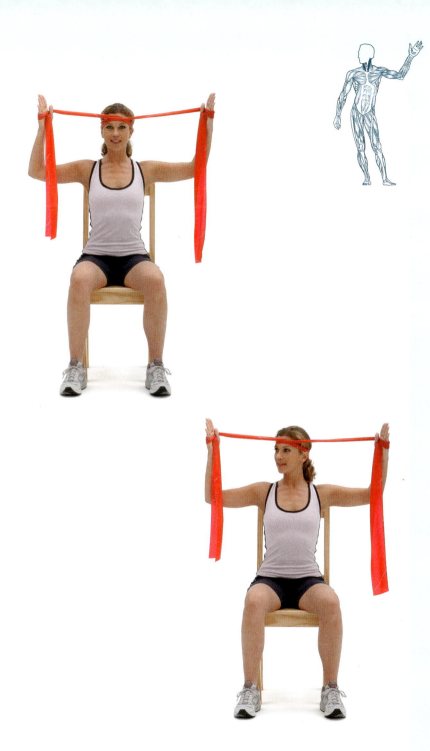

# Fitness-Ball – vielseitig verwendbar

Der Fitness-Ball ist in erster Linie ein Trainingsgerät. Sie können ihn zwischendurch aber auch als Sitzmöbel nutzen. Durch sein labiles Verhalten unterstützt er in idealer Weise das dynamische Sitzen.

Das ständige Ausbalancieren fördert die Tiefensensibilität (Propriozeption) und schult die Gleichgewichtsfähigkeit. Gleichzeitig wird die rumpfstabilisierende Muskulatur beansprucht.

### Das sollten Sie beim Fitness-Ball beachten

→ Fitness-Bälle gibt es in verschiedenen Größen und Farben. Die geeignete **Ballgröße** haben Sie, wenn im Sitzen Ihre Oberschenkel leicht abfallen. Nutzen Sie den Ball nur zum Trainieren, darf er auch etwas kleiner sein.

→ **Pumpen** Sie Ihren Ball so weit auf, dass er beim Sitzen leicht nachgibt.

→ Achten Sie darauf, dass **keine spitzen oder kantigen Gegenstände** im Trainingsbereich liegen.

→ Benutzen Sie bei glattem, hartem Boden eine Gymnastikmatte als **Unterlage**.

→ Achten Sie beim Hinsetzen darauf, dass sich der Fitness-Ball unter Ihrem Gesäß befindet. **Fixieren Sie den Fitness-Ball mit den Händen**, bevor Sie sich setzen.

→ Machen Sie sich zuallererst mit dem Ball vertraut. **Gewöhnen Sie sich an die Eigenschaften des Balls** und an die verschiedenen Positionen auf dem Ball. Der Ball bildet für den Körper eine labile, rollende Unterlage, sodass unkontrollierbare Beschleunigungen auftreten können. Sie sollten beim Üben immer in der Lage sein, die Bewegungen an einer beliebigen Stelle abzustoppen.

# Übungen mit dem Fitness-Ball

**Dynamische Stabilisation, Kräftigung der Beinmuskulatur**

### ÜBUNG

→ Federn Sie im aufrechten Sitzen locker auf dem Ball auf und ab.
→ «Abheben»: Verlagern Sie bei jedem dritten Federn Ihren Oberkörper etwas nach vorne und oben, sodass Ihr Gesäß leicht abhebt.
→ Strecken Sie zusätzlich Ihre Arme nach vorne und oben.

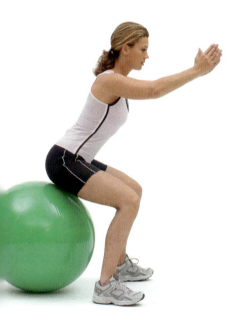

**Ballgewöhnung, aufrechtes Sitzen**

### ÜBUNG
- Setzen Sie sich aufrecht auf den Ball. Erspüren Sie die leichten Balancebewegungen Ihres Körpers.
- Rollen Sie den Ball nach vorne und nach hinten und spüren Sie die Bewegungen Ihres Beckens (Beckenkippung und Beckenaufrichtung).
- Rollen Sie den Ball nach rechts und links, sodass dabei die jeweilige Beckenhälfte leicht angehoben wird.
- Rollen Sie den Ball in kleinen Kreisen.

### VARIATION
- Versuchen Sie die Rollbewegungen mit angehobenem Bein durchzuführen.

### ERGÄNZENDER ÜBUNGSHINWEIS
- Schwerpunkt dieser Übung ist neben der Ballgewöhnung die Mobilisation der Lendenwirbelsäule in Beugung, Streckung und Seitneigung.

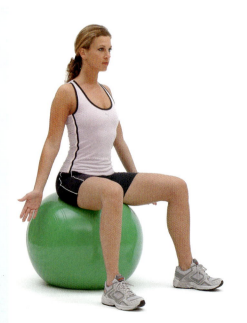
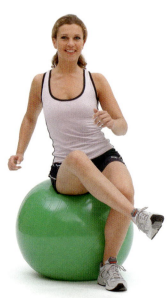

*Viertes Kapitel | Flexibles Training mit Geräten*

## Ballgewöhnung

**ÜBUNG**

→ Benutzen Sie den Ball jetzt als Lehne und rollen Sie langsam aus dem Sitz mit dem Gesäß so weit nach unten, bis Lendenwirbelsäule und Brustwirbelsäule vom Ball gestützt werden.

→ Rollen Sie auf dem Ball mit dem Gesäß nach vorne, bis der Rücken Kontakt zum Ball hat. Oberschenkel und Rumpf bilden etwa eine Linie.

→ Sie können nun auf dem Ball vor- und zurückrollen. Zur Kräftigung der Rücken- und Hüftstreckmuskulatur strecken Sie abwechselnd ein Bein weg oder gehen Sie auf der Stelle.

→ Legen Sie Ihren Oberkörper nach hinten und drücken Sie sich mit den Füßen etwas vom Boden weg. Sie mobilisieren jetzt Ihre Wirbelsäule. Wenn Sie die Arme strecken, kommt es zusätzlich noch zu einer Dehnung der Brustmuskulatur.

**ERGÄNZENDER ÜBUNGSHINWEIS**

→ Schwerpunkte dieser Übung sind neben der Ballgewöhnung die Koordination sowie die Streckung und die Mobilisation der Brustwirbelsäule.

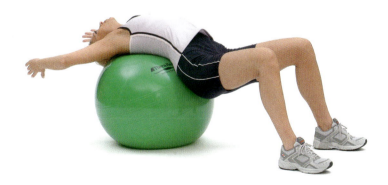

**Kräftigung der Bauchmuskulatur**

### ÜBUNG

→ Legen Sie sich rücklings auf den Ball und unterstützen Sie Ihren Kopf mit den Händen.

→ «Crunch»: Heben Sie die Schulter und schieben Sie das Brustbein in Richtung Decke. Rollen Sie die Wirbelsäule Wirbel für Wirbel nach oben.

### VARIATION

→ «Jonglieren»: In einer eher lustigen Übung legen Sie sich auf den Boden und jonglieren wie ein Bär im Zirkus den Ball auf Händen und Füßen.

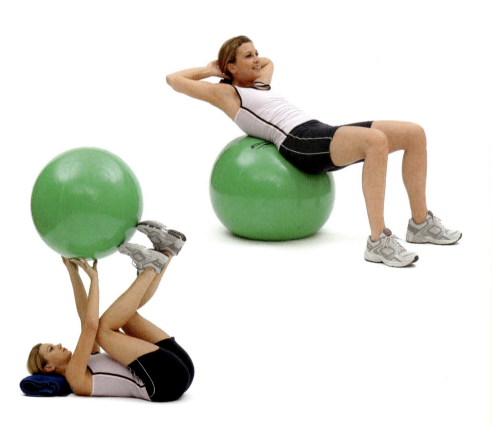

**Kräftigung der Beininnenseite und der Hüftmuskulatur**

### ÜBUNG

→ Winkeln Sie in der Rückenlage die Beine an und nehmen Sie den Fitness-Ball zwischen Ihre Unter- und Oberschenkel.
→ Drehen Sie den ganzen Körper mit angewinkelten Beinen zur Seite.
→ Strecken Sie die Beine.
→ Heben und senken Sie den Ball einige Male.
→ Wechseln Sie wieder in die Rückenlage und drehen Sie den Körper zur anderen Seite.

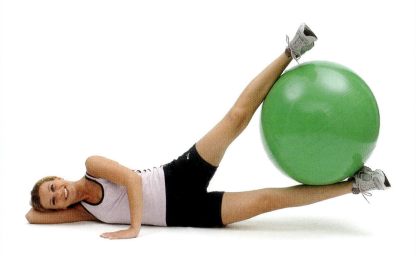

**Kräftigung
der Gesäßmuskulatur**

### ÜBUNG
→ Legen Sie sich rücklings auf den Boden und legen Sie beide Füße auf den Ball.
→ «Brücke»: Heben Sie langsam das Gesäß nach oben, bis der Körper eine Linie bildet. Sie können bewusst erst das Becken aufrichten, die Sitzbeinhöcker zusammenziehen und «Wirbel für Wirbel» aufrollen.
→ Winkeln Sie ein Bein an und drücken Sie die Handrücken in die Unterlage. Heben und senken Sie das Becken oder rollen Sie den Ball leicht nach rechts und nach links.

### VARIATION
→ Heben Sie zusätzlich Ihre Arme.

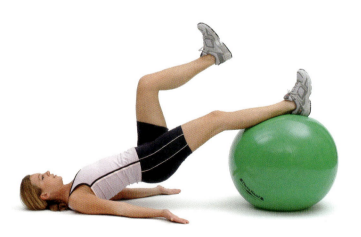

**Kräftigung
der Rumpfmuskulatur**

### ÜBUNG
- Legen Sie sich bäuchlings auf den Ball. Schaukeln Sie zur Gewöhnung auf dem Ball vor und zurück. Schaukeln Sie so weit nach vorne, bis die Hände den Boden berühren.
- Wandern Sie mit den Händen nach vorne, bis Ihr Becken bzw. Ihre Oberschenkel auf dem Ball aufliegen. Der Körper bildet dabei eine Linie. Halten Sie die Spannung und wandern Sie so weit nach vorne, wie Sie Ihren Körper steif wie ein Brett halten können.
- «Ball rollen»: Rollen Sie den Ball in einer Variation nach rechts und nach links und halten Sie die Körperspannung.

### ERGÄNZENDER ÜBUNGSHINWEIS
- Schwerpunkt dieser Übung ist neben der Kräftigung der Rumpfmuskulatur die aktive Streckung der Wirbelsäule.

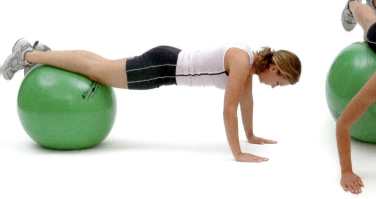
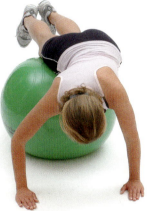

**Kräftigung
der Rückenmuskulatur**

**ÜBUNG**
→ Legen Sie sich bäuchlings auf den Ball, sodass Sie sich mit Ihren Füßen am Boden oder an einer Wand abstützen können (ggf. auch bei einem Partner). Schließen Sie vor dem Kopf die Unterarme.
→ Heben Sie Ihren Oberkörper «Wirbel für Wirbel» nach oben. Gleichzeitig führen Sie die Arme seitlich nach oben, mit dem Gefühl, die Schulterblätter zusammenzuführen.

→ Führen Sie in einer Variante die Arme wie beim Kraulen wechselseitig am Körper entlang nach vorne und nach hinten.

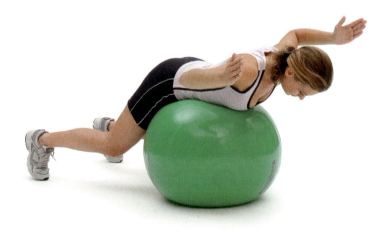

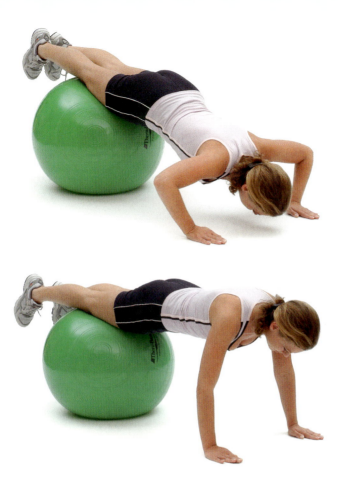

**Kräftigung der Rücken-, Schultergürtel- und Armmuskulatur**

### ÜBUNG
→ Legen Sie sich bäuchlings auf den Ball und wandern Sie mit den Händen so weit nach vorne, bis das Becken den Ball berührt.

→ Spannen Sie Ihre Rumpfmuskulatur.

→ Beugen und strecken Sie die Arme.

*Viertes Kapitel | Flexibles Training mit Geräten*

**Schulung des Gleichgewichts**

ÜBUNG
→ Nehmen Sie im aufrechten Sitz eine Grundspannung ein und strecken Sie ein Bein nach vorne aus. Versuchen Sie das Gleichgewicht zu halten.
→ Zusätzlich können Sie mit Ihren Armen Bewegungen ausführen.
→ Legen Sie sich bäuchlings auf den Fitness-Ball.
→ «Waage»: Versuchen Sie nacheinander die Füße und Arme vom Boden zu lösen und Ihr Gleichgewicht auf dem Ball zu halten.

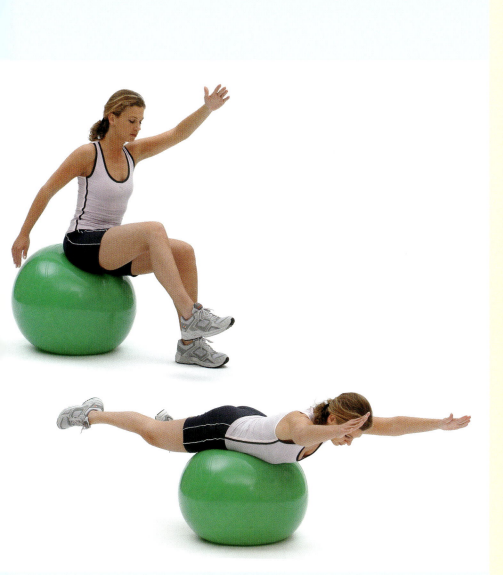

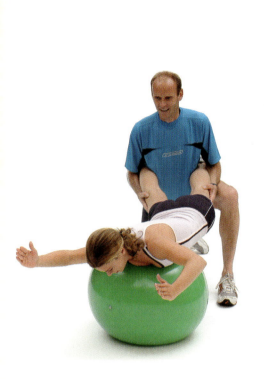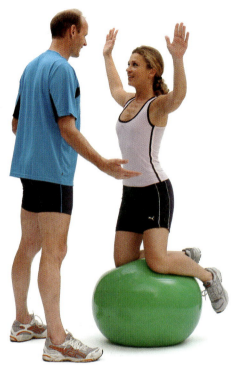

## Ganzkörperstabilisation

### ÜBUNG

→ Legen Sie sich bäuchlings auf den Ball.
→ «Balancieren»: Ihr Partner hält im Kniestand Ihre Oberschenkel und rollt Sie behutsam auf dem Ball nach rechts und nach links, nach vorne und nach hinten.
→ Versuchen Sie sich zu stabilisieren.
→ «Flieger»: Knien Sie sich anschließend mit Sicherung Ihres Partners auf den Ball. Sind Sie sich sicher, so lösen Sie den Kontakt zum Partner und versuchen, allein auf dem Ball zu balancieren.

**Entspannung**

### ÜBUNG

→ Legen Sie die Unterschenkel auf den Ball.
→ Überkreuzen Sie die Beine auf Knöchelhöhe. Lassen Sie die Knie locker auseinander fallen.
→ Ihr Partner bewegt die Beine nach rechts und nach links.
→ Nun setzt sich Ihr Partner auf die Beine. Er rollt den Ball behutsam nach hinten und nach vorne oder schüttelt ganz leicht den Körper.

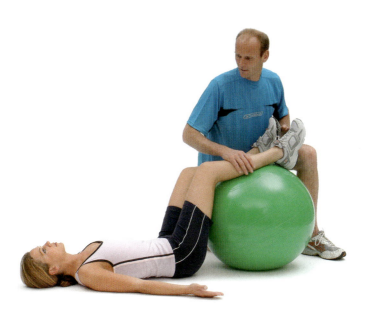

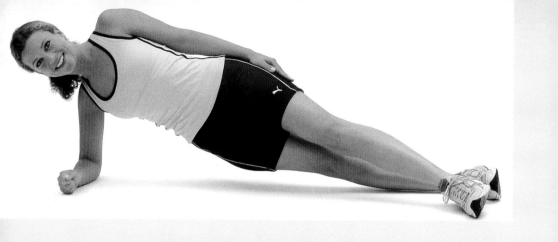

# Die Kurz-programme

# Kurzprogramm Koordination

|  | Wdh. | Serie | Pause |
|---|---|---|---|
| «Laufbewegung», s. S. 30 | 15 je Seite | 2x | 20 Sek |
| «Kurze Bewegungsausschläge rechts und links», s. S. 29 | 10–15 Sek. | 2–3x | 20 Sek. |
| «Zwiebelhacken», s. S. 36 | 10–15 Sek. | 2–3x | 20 Sek. |
| «Fußringkampf», s. S. 41 | 10–15 Sek. | 2–3x | 20 Sek. |
| «Waage», s. S. 142 | 10–20 Sek. | 2–3x | 20 Sek. |
| «Balancieren», s. S. 144 | 10–30 Sek. | 2x | 20 Sek. |

# Kurzprogramm Kräftigung

|  | Wdh. | Serie | Pause |
|---|---|---|---|
| Gerade Bauchmuskulatur: «Crunch», s. S. 44 | 15 | 2–3x | 20 Sek. |
| Gesäßmuskulatur: «Brücke», s. S. 55 | 15 | 2–3x | 20 Sek. |
| Rückenmuskulatur: «U-Halte», s. S. 50 | 10–15 Sek. | 2–3x | 20 Sek. |
| Ganzkörperkräftigung: «Unterarmstütz», s. S. 64 | 10–20 Sek. | 2–3x | 20 Sek. |
| Ganzkörperkräftigung: «Seitstütz», s. S. 60 | 10–20 Sek. | 2–3x | 20 Sek. |
| Ganzkörperkräftigung: «Türdrücken», s. S. 70 | 10x je Seite | 2x | 20 Sek. |

Fünftes Kapitel | Die Kurzprogramme

# Kurzprogramm Thera-Band

| | Wdh. | Serie | Pause | |
|---|---|---|---|---|
| Schulter- und Schultergürtelmuskulatur: «U-Halte», s. S. 100 | 15x | 2–3x | 20 Sek. | |
| Seitliche Rumpfmuskulatur: «Oberkörperneigung», s. S. 116 | 15x | 2–3x | 20 Sek. | |
| Gesäßmuskulatur: «Beckenheben», s. S. 115 | 15x | 2–3x | 20 Sek. | |
| Gerade Bauchmuskulatur: «Pendeln», s. S. 112 | 15x | 2–3x | 20 Sek. | |
| Rückenmuskulatur: «Beinstrecken», s. S. 118 | 10x je Seite | 2x | 20 Sek. | |
| Rumpfmuskulatur, Mobilisation der Wirbelsäule: «Arm – Gesäß», s. S. 106 | 10x je Seite | 2x | 20 Sek. | |

# Kurzprogramm Fitness-Ball

|  | Wdh. | Serie | Pause |
|---|---|---|---|
| Dynamische Stabilisation, Beinmuskulatur: «Abheben», s. S. 134 | 15x | 2–3x | 20 Sek. |
| Bauchmuskulatur: «Jonglieren», s. S. 136 | 10–15 Sek. | 2–3x | 20 Sek. |
| Gesäßmuskulatur: «Brücke», s. S. 138 | 10–15 Sek. | 2–3x | 20 Sek. |
| Bauchmuskulatur: «Ball rollen», s. S. 139 | 10–15 Sek | 2–3x | 20 Sek. |
| Rückenmuskulatur: «Wirbel für Wirbel», s. S. 140 | 15x | 2–3x | 20 Sek. |
| Stabilisation: «Flieger», s. S. 144 | 15–20 Sek | 2–3x | 20 Sek. |

# Kurzprogramm Beweglichkeit

Haltezeit

| | | |
|---|---|---|
| Dehnung der hinteren Oberschenkelmuskulatur, s. S. 80 | 20–30 Sek. |  |
| Dehnung der Hüftbeugemuskulatur, s. S. 77 | 20–30 Sek. |  |
| Dehnung der vorderen Oberschenkelmuskulatur, s. S. 78 | 20–30 Sek. |  |
| Dehnung der Brustmuskulatur, Verbesserung der Drehbeweglichkeit, s. S. 86 | 20–30 Sek. |  |

| | Haltezeit | |
|---|---|---|
| Dehnung der seitlichen Hals-Nackenmuskulatur, s. S. 93 | 20–30 Sek. |  |
| Dehnung der Brustmuskulatur, Verbesserung der Drehbeweglichkeit (Drehdehnlagerung), s. S. 88 | 20–30 Sek. |  |

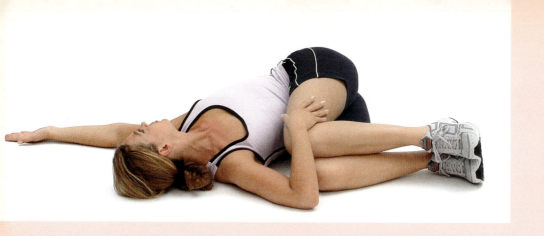

Plus: Entspannung

Wenn Sie mit Ihren Übungen fertig sind, dann gönnen Sie sich zum Abschluss eine Entspannungspause.

Legen Sie sich auf den Rücken und lassen Sie die leicht gespreizten Beine nach außen fallen. Legen Sie beide Arme mit gebeugten Ellbogen neben dem Kopf ab. In dieser Position befindet sich die Bauchmuskulatur in einer vorgedehnten Stellung. Diese Ausgangsstellung soll schmerzfrei sein. Sie können die Entspannung der Bauchmuskulatur durch das Auflegen einer Wärmflasche auf das Schambein und die untere Bauchmuskulatur verstärken. Da es sich hier um eine Dauerdehnungsübung handelt, bleiben Sie in dieser Position für 15–20 Minuten liegen und entspannen sich.

Wenn bei der Übung Schmerzen oder ein Unbehagen in den Schultergelenken und/oder der Lendenwirbelsäule entstehen, legen Sie die Arme mit dem Handrücken nach oben neben den Körper oder brechen Sie die Übung ganz ab.

### *Text für eine Entspannungsübung*

**Lassen Sie sich den nachfolgenden Text vorlesen oder sprechen Sie den Text selbst auf ein Band und spielen Sie es ab.**

«... Sie liegen entspannt und ruhig auf dem Boden. Schließen Sie, wenn Sie wollen, die Augen. Sie haben nun Zeit, sich auszuruhen und zu entspannen. Lassen Sie alle Gedanken kommen und gehen. Betrachten Sie Ihre Gedanken wie ein außenstehender Zuschauer. Lassen Sie die Gedanken an sich vorüberziehen wie Wolken am Himmel.

Gehen Sie nun mit Ihrer ganzen Aufmerksamkeit zu Ihrem Körper. Spüren Sie den Kontakt Ihres Körpers und seiner einzelnen Teile zum Boden? Versuchen Sie zu spüren, wie die einzelnen Teile des Körpers auf der Unterlage aufliegen.

Lassen Sie Ihre Gedanken zuerst in den rechten Arm hineinströmen. Nehmen Sie den Arm wahr und erfühlen Sie, an welchen Stellen der Arm Kontakt zum Boden hat. Er hat ein natürliches Gewicht, mit dem er schwer und ruhig aufliegt. Wie schwer spüren Sie ihn? Lenken Sie Ihre Aufmerksamkeit nun hinüber zum linken Arm und verweilen Sie dort. Erfühlen Sie, an welchen Stellen Ihr linker Arm am Boden aufliegt. Spüren Sie die natürliche Schwere und Ruhe des Arms.

Gehen Sie mit Ihren Gedanken nun zur Körpermitte hinunter. Fühlen Sie, an welchen Stellen Ihre Schultern Kontakt zum Boden haben. Wandern Sie nun mit Ihrem inneren Auge die Wirbelsäule hinab bis zu Ihrem Gesäß. Versuchen Sie wahrzunehmen, an welchen Stellen die Wirbelsäule mehr Kontakt zur Unterlage hat und an welchen Stellen weniger. Versuchen Sie in Gedanken die Schwingung Ihrer Wirbelsäule nachzuzeichnen. Wie jeder Gegenstand wird auch Ihr Rumpf zur Erde gezogen und liegt mit einer natürlichen Schwere am Boden auf. Spüren Sie diese Schwere?

Ihre Aufmerksamkeit geht zum Atem. Er strömt ruhig und gleichmäßig. In seinem natürlichen Rhythmus fließt er wie von selbst in Sie hinein und wieder aus Ihnen heraus. Er hebt den Bauch beim Einströmen und senkt ihn langsam wieder beim Ausatmen.

Auf Ihrer Reise sind Sie jetzt am rechten Bein angelangt. Spüren Sie auch hier, an welchen Stellen das Bein Kontakt zum Boden hat und wie schwer und ruhig es dort aufliegt? Sehen Sie das Bein durch seine natürliche Schwere in den Sand sinken? Am Ende Ihrer Reise sind Sie nun am linken Bein angelangt, welches an manchen Punkten mehr, an manchen weniger stark aufliegt. Spüren Sie diese Stellen und auch die natürliche Schwere des Beines?

In einer Art «Checkliste» durchwandern Sie nochmals Ihren ganzen Körper und fühlen, wie die einzelnen Körperteile jetzt am Boden aufliegen. Spüren Sie vielleicht Unterschiede im Vergleich zum Beginn der Übung? Fühlen sich die Körperteile entspannter, leichter oder schwerer an? Beginnen Sie wieder beim rechten Arm, gehen hinüber zum linken Arm, über den Rumpf zum rechten Bein und abschließend zum linken Bein.

Kehren Sie nun wieder von Ihrer Reise zurück und bereiten Sie sich darauf vor, die Übung langsam zu beenden und sich zurückzunehmen. Räkeln und strecken Sie sich wie beim morgendlichen Erwachen. Reiben Sie sich kurz die Augen, öffnen Sie sie und genießen Sie den wohligen Zustand ...»

Anhang

# Literatur

- Bittmann, F. (Hg.): Die Körperschule. Reinbek 1993
- Boeckh-Behrens, W.-U. & W. Buskies: Fitness-Krafttraining. Reinbek 2001
- Evjent, O. & J. Hamberg: Autostretching – Selber Dehnen. Alfta Rehab Fördag 1990
- Geiger, U. & C. Schmid: Rehatrain. Basel 1991
- Gottlob, A.: Differenziertes Krafttraining; Urban Fischer Verlag 2001
- Hüter-Becker et al.: Physiotherapie Bd. 2, Physiologie/Trainingslehre; Thieme 1996
- Jerosch, J.: Sensomotorik. Tagungsband Kongress Sensomotorik 9.2000
- Kempf, H.-D.: Einfach fit und gesund. Reinbek 2003
- Kempf, H.-D.: Trainingsbuch Fitnessball. Reinbek 1997
- Kempf, H.-D.: Die Rückenschule. Reinbek 1990, 1995
- Kempf, H.-D., Schmelcher, F. & C. Ziegler: Trainingsbuch Thera-Band®. Reinbek 1996
- Knebel, K.-P. et al.: Funktionsgymnastik. Reinbek 1985
- Konrad, P.: Experimentell abgesicherte Trainingshinweise zur Haltungskoordination und zu ausgewählten Kräftigungsübungen der Rumpfmuskulatur; Die Säule 3.2000
- Kunz, H.-R. et al.: Krafttraining. Stuttgart 1990
- Lewitt, K.: Manuelle Medizin (5. Aufl.). Leipzig 1987
- Manniche, C. et al.: Intensives Muskeltraining in der Therapie chronischer Rückenschmerzen. In: KG-Intern 4/89, 25–29
- McKenzie, R.: Behandle deinen Rücken selbst. Kirchzarten 1988
- Nepper, H.-U.: Propriozeptive Ansätze in der Bewegungstherapie. In: ZAT Journal, 19–23, 1994
- Radlinger, L. et al.: Rehabilitatives Krafttraining. Stuttgart 1998
- Richardson, C. et al.: Therapeutic exercise for spinal segmental stabilization in low back pain. Churchill, Livingstone 1999
- Tittel, K.: Rückenschule ist mehr als nur die Schulung des Rückens. In: Die Säule, 6, Oktober 1996, 10–1

# Die Autoren

**Hans-Dieter Kempf** (www.die rueckenschule.de), Jahrgang 1960, studierte Physik und Sportwissenschaft an der Universität Karlsruhe. Er ist Lehrbeauftragter, Referent und Fachautor für zahlreiche Institutionen und betreut verschiedene Fitness- und Rehabilitationsgruppen in Karlsruhe. Er entwickelte 1986 die Karlsruher Rückenschule, ist im Vorstand des Forums Gesunder Rücken verantwortlich für die Ausbildung der Rückenschullehrer und maßgeblich beteiligt am Aufbau und der Weiterentwicklung der Rückenschulbewegung in Deutschland. Im Rowohlt Taschenbuch Verlag sind von ihm bereits viele Bücher zum Gesundheits- und Fitnesstraining erschienen.

**Frank Schmelcher**, Jahrgang 1959, ist als Physiotherapeut in freier Praxis in Karlsruhe tätig und als Referent bei verschiedenen Verbänden und Institutionen u. a. für die ATP (Association for Tennis Professionals) bei internationalen Tennisturnieren. Neben zahlreichen physiotherapeutischen Weiterbildungen verfügt er über eine mehrjährige Weiterbildung im Bereich der Osteopathie. Tätigkeitsschwerpunkte sind Wirbelsäulentherapie sowie die Behandlung orthopädischer Funktionsstörungen.

**Christian Ziegler**, Jahrgang 1961, ist selbständig in Physiotherapie und Osteopathie im Gesundheitszentrum Sportomed in Mannheim. Sein Tätigkeitsschwerpunkt liegt in der Nachbehandlung von Sport- und Unfallverletzungen. Er ist als Betreuer im Breiten- und Hochleistungssport tätig, u. a. als Mitglied im medizinischen Stab der Nationalmannschaft des Deutschen Leichtathletik-Verbandes (DLV). Er übt Lehrtätigkeiten im Bereich der Funktionsgymnastik (Forum Gesunder Rücken) und der Sportphysiotherapie (ZVK und sporteducation) aus und ist als Gastreferent auf verschiedenen Kongressen tätig. Von den Autoren ist im Rowohlt Verlag außerdem erschienen das «Trainingsbuch Thera-Band» (Nr. 9452).